动静之间
——优元谈中华智慧养生

文尔邻 著

深圳报业集团出版社
SHENZHEN PRESS GROUP PUBLISHING HOUSE

序

大哉！养生之道。上承三皇五帝，下分诸子百家，儒、释、道、易、医、武，瑰宝纷呈。

天地之大德曰生，"方技者，皆生生之具"（《汉书·艺文志·方技略》），宇宙中最伟大的是生命，养生学是"生生之道"，是一门以寻求人的生存健康发展以及发现和发展人的自我健康能力为主旨的学问。当今的世界，"养生热"、"中医热"方兴未艾，人们正在积极地在中国传统文化里，向我们的老祖先请教生命的学问、生存的智慧。但是，需要提醒大家的是，养生学既属于中国传统文化，重要的是传承和道统！明代医学家、养生学家李中梓说："不根于虚静者，即是邪术；不归于易简者，即是旁门。"大道至简，虚静为本，这是检验正宗道统的两个重要标准！养生学千万年来薪火相传不断，求学者必求明师，否则盲修瞎练，不但不能"生生"，反而害生。

我们的文老就是一位明师。文尔邻先生，传统文化学者、养生学专家，研究"中华智慧养生"以及《周易》、《道德经》、《黄帝内经》与养生"等课题，在养生益寿功法方面也有独到之处。

文老自上世纪60年代起，遍访养生、太极名家，得其真传。经过四十余年修炼，并参悟国学经典，养生有成，虽年近九旬，身心却犹如青年，声音洪亮，鹤发童颜，精力旺盛。

他深入儒、释、道、医、易，总结养生之道，创编长寿功法；

诲人不倦，讲课通俗易懂，深入浅出，理论性与实用性并重。

我与文老相识多年，开始是由赵玉玺女士介绍，请文老在谦益讲堂传授"中华智慧养生"以及"《周易》、《道德经》、《黄帝内经》与养生"和"养生益寿功法"，听讲者获益匪浅。此后，只要是我开办的传统文化与养生课程，必请文老讲课。文老不辞辛苦、不计报酬，在共生书院、中国科学院研究生院、北京大学历史系、北京大学中医社、清华大学研究院养生中心、中华文化复兴研究院等处，多次讲授传统文化与养生之道，广大师生受益良多，影响巨大。通过多年的体会，大家认识到，文老创立的中华智慧养生理论抓住了中华养生学的精华和本质，即"大道至简，虚静为本"；所讲的养生方法既有理论又有实践，方便易行，切合现代人实际需求。

欣闻文老的养生专著即将出版，借助文字载体的传播，必然有更多的人受益于中华智慧养生的馨香！这是生命之福！

王心远

庚寅立春于道生堂

阅读敬言
——代自序

一 智慧养生，寻常而超常

（一）人为万物之灵

中华文化是一脉智慧文化。养生文化，自在修持其自我之灵性、智慧；本书主旨，即在于研修"祛病、健身、高寿，而且智慧"的生命境界。这，承传于先贤们的"无极"、"太极"之养生文化，"本原"、"混元"之修持文化（先天本性、虚净纯真文化）的真义，进而达到身心俱旺的智慧天年的自在境界。

这是一个看似超常、实则寻常的修持境界。"灵"，为何？在修炼中，多指心灵（内心、本性）、机智（应变的聪敏智慧）、灵感（顿显的预知智慧）而言。一些养生有素的先贤们说，"灵"则阴阳自化，动静自如，刚柔自远，虚实自应，寿命自富；一句话，"灵"则智慧自在，健康自强！真有所谓"一灵妙有，万事圆通"。如何实践、把握这一点呢？我们的体验大致是：秉其大公、大德（天下为公，崇高品德），持其虚静（虚净）心灵，进行"虚心实腹"的修持（大脑虚净，精气充实）。即可能：灵智自见，疾患不染；神形俱旺，洁净自养；明察秋毫，感知事理！

于此，建议你通览全书；之余，也许能逐步进入智慧自在之境界。从修持方面讲，不妨重点消化一下"无极"、"无为"；"忘我"、"忘形"；"无中生有"、"虚中妙有"；"动静兼修，静修为本"

的修持真义。也可结合书中所讲的"无极圈禅步"、"无极桩"、"混元桩"、"静坐功"、"龟灵功"等修持，进行体认。

（二）内炼一口气，外炼筋骨皮

这是修炼智慧养生的总则方法。"内炼一口气"是内修，是中华民族传统养生文化的主导方向；常指心神内收，调息微微，元气充盈的情态下，气血运行畅快，大脑得到养颐，经脉、五脏得到灵利运化、营卫（滋养、保卫）。"外炼筋骨皮"是外修，多指躯体四肢的进退、屈伸、收放、升降、起落等活动，使其得到轻灵、和谐锻炼。我们应该内外兼修，动静兼修，而内修、静修、调息则为基本，以令自我身心、性命得到俱旺、俱灵的修炼效应。

这一具体修炼效益的要诀，在于"一口气"；语云"人活一口气"，即是。"气"是什么？这是一个难以作出单一回答的"文化哲理"问题；本书仅从智慧天年的修持课题、秉承先贤们关于"炼气"的一些论述，加以体认、体修。

《管子·内业》说："定在心中（安静调息于腹中），耳目聪明，四肢坚固。"这是说，只要安静地调息于下腹中，自我身心健康即可得到双重效应：大脑灵慧、耳目聪明；身躯筋骨皮肉坚固而富有弹性。

《难经·八难》说："气者（肾间动气、元气、真气），人之根本也，根绝则茎叶枯矣。"这是说，人体的元气，是生命的根本，如果根本断绝，茎叶也就枯槁了。

这一点，是本书修炼理法的基准，它贯彻于静修、动修的始终。上篇中所讲的"本原养生"，下篇中所讲的"静坐调息"、"奇经八脉的调息修持"等，均可作实修、体悟。

(三)顺则凡，逆则仙，逆向修持，颠倒颠

这应是智慧养生取得锻炼效应的方便法诀。例如锻炼活动中的动与静、内与外、刚与柔、进与退、上与下、心与肾（火与水）、肺与肝（金与木）……都存在着顺与逆，即阴阳五行颠倒颠的运化法理；先贤们把它叫做阴阳五行运化之术；如推广言之，即生命、事业、修持中的顺逆颠倒颠之术。《黄帝外经·阴阳颠倒颠篇》说："世人皆知顺生，不知顺之有死；皆知逆死，不知逆之有生，故未老先衰矣。"这是说，人们只知道顺利如意而生，不知道顺利如意中的败死；只知逆反致死，不知逆反中的生息。

如何具体把握这一"逆顺、阴阳、五行颠倒术"之修持呢？它的智慧健身意义有多大呢？本书的修持原理、功法中，即作了贯彻始终的讨论。如"无极圈禅步"中的顺步、退步颠倒术，"新八段锦"、"五行五脏运化静坐"中的顺、逆运化的"泄、补"颠倒术，"调息静坐"中的水火既济、心肾相交之颠倒术等，即是。

在实际锻炼中，笔者承习先贤们的论述，尚有一些粗浅体认：

关于"顺则凡"：在锻炼活动中，人们多习惯于"运动"、"阳动"。当然"动"得合法、有度，自能令筋骨皮肉得到坚密、灵利锻炼。但是，如仅倡导"单一的，持续的运动、阳动"，如一些养生家所说的"跑跳、走步、拍打不已"，"骑自行车、器械运动不已"，"登上健康快车不已"……则易于阴阳失衡，内外偏颇，动静失调；天地不交，心肾不交；从而形成"血流不畅，心气耗泄"状态，益寿、益智效用寻常，甚至带来一些莫名损伤。

关于"逆则仙"：我们提倡"动静兼修、静修为本"，"内外俱炼、内炼为本"，即身心俱健，心神为本。如此，则刚柔相应，收放得法，补泄得宜；天地交泰，水火既济；从而达到"阴平阳秘"（阴精流沛，阳气固密，两者相互调节，以维持其和谐平衡）、"气血流畅、心气平和"。益寿、益智效应超常，可以高寿延年（90岁以上）。

（四）养生大道，万法归一

这是说，智慧养生的正道，与最好的修炼理法、规律是一致的：虚净人生、智慧长寿。语云："殊途同归"，就是这个意思。例如儒学哲理，"太极"运化；道学哲理，"无为而无不为"；佛学哲理，"缘起性空"；医学哲理，"恬淡虚无"；杂家哲理，"养生，莫若知本（本性，本原）"；养生家哲理，"修静悟空，精气超凡"等等，均各有所宗。但是，就智慧养生修炼而言，"万法归一"则可表述为：大小宇宙生命的自然本元、本性是一致的。如用字词揭示，即可表述为：无、虚、空；虚静、虚无、虚空；无极、无为。运用于智慧养生的实际修持，则为：守一，守中；守虚静、守虚无（或守虚空：忘形、忘相、忘我）；复归于无极、复归于无为；或一言以蔽之，即守"○"（虚静、忘我）。例如健身活动时，常宜"先放松入静"（如静站、静坐一会儿)，再"静极生动"（如走步、打拳），再"动极而静"（虚静一会儿，咽津、咽气于腹部，以令运动能量内收、内养）。

智慧养生中的这种"万法归一"修炼效应，请读者不要轻视。先贤们常谈到的一些说法，即说明了这个道理。例如"无中生有"、"无极自化"、"无为而无不为"、"恬淡虚无，真气从之"、"虚静生慧"、"寂然不动，能感知天下之故（事故、事情）"等等，即是。这种寓意效应，也可以用一种模糊理念、数学模式来表述，即"○ → ± ∝ → ○"运化模式的修持规律：

"〇"（松静虚无，排出杂念，忘掉一切）" —逐渐运化为→ "±∝"（虚虚、实实的无穷无尽的妙有）"复归、归一"于→ "〇"（虚实纯净；复归于自然本元、本性、灵素、灵智）。

本书中所讲的修持理法，特别是"下篇"中所讲的"功法"修炼，即完整地体现了这一"无中妙有"、"万法归一"的锻炼效应。例如我们所介绍的"放松功"、"咽津、咽气功"、"经脉修持功"、"无极圈禅步"、"无极桩"、"混元桩"、"静坐忘形"等即贯彻了这种"万法归一"的本元、本性、心神、心灵的导向修持意义；从而达到神形俱旺的完善锻炼境界。

二 虚净养生、智慧养生

上文，我们一共谈了中华智慧养生的四条修炼原理、方法。简言之，不过四个字词的修炼：灵（第一条）、气（第二条）、逆（第三条）、无或虚（第四条）。

这四个字词，在实际过程中各有独特的作用、意义。"灵"，是智慧养生的本质、修持目标、理想境界，如"灵智圆通"、"心有灵犀一点通"、"灵利聪慧"、"灵智长寿"等等；而"气、逆、无"三个字，则是"养生"、"灵性"、"智慧长寿"的修持手段、方法，其中"无"字的修炼，尤为核心：如上文第四条中所说，"无（即虚无）"，是宇宙事物复归于无极、本原、本性、纯洁（"〇"），即虚净纯真的灵素修持。因之，我们提出智慧养生的总括修炼理念是：

阅读敬言

> 虚净养生，智慧养生；
> 虚净人生，智慧天年。

　　这一修炼理念，已贯彻于本书的整体结构中。上篇为养生修炼原理，下篇为修炼功法；两篇中"虚静、虚无而虚净"的修炼理法，贯彻一气，以令智慧养生，即智慧天年得以方便实现。

　　尚需说明一下，下篇中的修炼功法，比较繁博，意在望你通晓大小宇宙运化的总体过程；自我修炼时，只要随意地取其动功中之一、二方法（例如太极丁字禅步，或新八锻锦功），再配合静功中之一、二方法（例如冥想静坐，或调息静坐），坚持修炼，即可形成动静兼修、神形俱旺效应。至于副篇中的诗文，则系养生智慧的扩大深入、探微索妙，根据自己趣好消化、背诵一二，亦可作为自便养生功法；如此，则可能：大道自然，锻炼自恃，而健康效应长在！

文尔邻
庚寅初春于北京地坛北里小屋

目 录

序 1
阅读敬言——代自序 1

上篇　智慧养生概说

第一章　智慧养生概说 3
智慧养生的内涵 3
智慧养生是一种完美的阴阳互根的修持理念，它与一些健康专家所谓的时髦的"运动养生"、"手舞足蹈锻炼"、"轻松100岁"等模块式的理念不大相同。

智慧养生的理念 5
"健康长寿而且智慧天年"的修炼实质是智慧养生，即以智慧去"祛病"，去"健身"，去获得"高寿"，去孕育"灵智"；从而以灵智的境界去应对人生。

智慧养生的形象思维和修持 14
心意对时空状态的想象（如对今昔、四季、昼夜、冷热、高低、荒野、寂寞等的想象），直接影响着我们锻炼的效果。这种心意对形象状态的想象，常被称为形象思维的修持。

第二章　智慧养生的四大准则 18
智慧养生的四大准则 18
中华智慧养生的准则是规范而灵活的：整体与局部、神与形、内与外、动与静、上与下（性与命）等均应协调导引。

智慧养生的基本修炼法则......22

"法于阴阳，和于术数"是一种形神俱旺的智慧感知、修悟的养生方法，可简称为"阴阳术数养生法"。

第三章　智慧养生的三大理念......27

全元养生......27

平常我们所说的"生命在于运动"，是一种外练筋骨皮的偏颇锻炼；而全元养生可用一句口头禅来概括："内练一口气，外练筋骨皮。"

本原养生......29

调息于下丹田，是天地、万物、人类健康长寿的根本修炼门径。

随机养生......33

随机养生是说养生者应持有一种"时空养生观"，根据自己的时间、环境，既当定时、也当随时随地进行经常性的锻炼。

第四章　动静兼修，静修为本......36

"动"的锻炼与健康长寿......37

有益于健康长寿的"动"的锻炼，应是以腰部为主宰的躯体四肢的刚柔相济、快慢有序、高低至极、呼吸微细的收放、松紧活动。

"静"的锻炼与智慧养生......40

不修"静"不足以言"中华养生文化"。

动静兼修，静修为本..45

　　微妙地体修"动中寓静"、"静中寓动"的妙境。如此，即可成为神明自在、智慧自在的养生者。

下篇　智慧养生修持功法

第五章　生活起居功..53

咽津功..53

　　咽津能令全身命脉神通，调治百病。

放松功..61

　　你劳累了吗？有点烦闷吗？骨节僵硬吗？常做"放松功"，也许能收到理想的效应。

经络疏导功..62

　　经络，为人体经脉和络脉的总称，是气血运行的通路。它是否通畅，常常是决定人之健康与否的根本因素。

起床功..95

　　每次睡醒，最好先做这套松静功，平时身心劳累、困乏时，亦可随机操作此功，令形神得到调理，周身松爽、舒愉。

睡觉功..96

　　临睡前的心境调整，是消解睡不着、睡不好、不寐、多梦等现象的主要方法。

随机调息功..101

　　衣食住行、坐卧劳逸中之失常与正常现象，常会交相显现。失常，需要即时调至正常。

第六章　动修功 103

无极功 106

"无极",即无思、无为、无形、无所——无所执著的虚灵状态。就养生练功而言,即以虚静忘形的动静状态来熏陶、锻炼自己的神形。

虚灵太极拳（五式）.. 110

在动修功中,太极拳是最佳的锻炼模式。

新八段锦 122

八段锦,是我国传统养生锻炼中一种简要有效的健身功法,别称为"长生安乐法",其长寿健身功效非同一般。

八卦球揉化功 128

从养生修炼而言,我们常常采取"后天返还先天"的理念进行修炼。

九宫八卦球揉化功 131

九宫八卦图直接反映了先天八卦的卦气、卦义,循此修炼,能令我们自然而然地返回宇宙的本原,从而达到大小宇宙一体,即天人合一的境界。

第七章　静修功 134

站桩 136

站桩是养颐生命、旺盛精神的主要修炼方法。

静坐功 139

静坐的具体修炼功法,儒、释、道、医各家迥异、各有特色。

龟灵功 156

先贤们从仿生学的哲理,创建了有益于"健康长寿且灵智延年"的各具特色的龟灵功法。

第八章　顿修..173

顿修理念、要义..173

渐修指由浅入深、由有至无的不同阶段的智慧养生锻炼；顿修则是一种在自然清净、恬淡虚无——"无念、无住、无我"——修持中的突然开智和觉悟。

顿修方法示要..175

智慧养生修炼，其真谛在于修悟，觉悟其心性、关窍、气脉，觉悟其虚净本性、智慧人生，等等。而顿悟、顿修，正是达成这一目标的捷径。

副篇　经典养生文粹悟修

《易经》养生论述悟修..187

《易经》是中华文化的大雄宝殿，阐述了中华阴阳文化变化万千的天人哲学，可谓中华民族大智慧的结晶；就养生而言，它更是一部修持宝典。

《老子》养生论述悟修..199

从养生意旨来看，《老子》是智慧长寿的高级养颐哲理。

《黄帝内经》养生论述悟修..208

天地之间，九州大地，其东西南北上下都充溢着"清净之气"，这些"气"与人体的"九窍、五脏、十二节"相通达。

佛学经典养生论述悟修..214

佛学经典蕴涵着深邃的哲理和非凡的养生智慧，对宇宙事物、社会、人生现象的变异，终始有着独特的洞察和般若智慧。

《黄帝阴符经》养生论述悟修 231

《黄帝阴符经》提出了自然之道、阴阳五行运化及人体内气周流之相互关系,即"天人合发"关系,具有独特的玄奥意义,对修身养性,达至自我明净、明慧来说,别有一番启示。

《行气玉佩铭》养生论述悟修 241

此铭文为中国历史上最早、最完整的具体论述气功行气的珍贵资料,为后人们行气健身的重要指导。

古代逸兴诗词养生论述悟修 242

闭目、虚静地置身心于诗境之中进行体味,感悟,与其融为一体……如此陶冶下去,都可以收到益性强身的效应!

上篇 | 智慧养生概说

第一章　智慧养生概说

智慧养生的内涵

　　智慧养生是一种完美的阴阳互根的修持理念，它与一些健康专家所谓的时髦的"运动养生"、"手舞足蹈锻炼"、"轻松100岁"等模块式的理念不大相同。"智慧养生"理念是特定的、易于操作的、可以逐步提高至灵智境界的。为此，我把这一理念定为八个字："祛病，健康，高寿，智慧。"

　　在修持过程中，这一含义表现为一种"道法自然"的由低阶、中阶到高阶的渐进修炼过程。具体包括三个修持层次：

　　　　祛病——低阶层次；
　　　　健康（身心健康），高寿（90岁以上）——中阶层次；
　　　　智慧（智慧健康、智慧天年）——高阶层次。

　　这三个层次也可简化为下述两个层次：

　　1. 寻常修炼层次，即上述"低阶层次"、"中阶层次"的修炼，以一句话表述，即"健康高寿"的修炼。这一层次的修炼，为常见的一招一式的太极拳、八卦掌，街道两旁的健身器械运动，饭后百步的消食活动，"背后七颠百病消"等活动。

2. 超常修炼层次，即"健康长寿而且智慧天年"的修炼，多表现为灵智的浮现。人为万物之灵，修炼怎能不炼智慧、养灵根呢？这一层次，重在炼养其"神"，即心神、心灵。锻炼功态中，常指"元神"，即虚静无念中之心灵意念。如果"神"得到炼养，其效应自然十分明显："不出户，知天下"，"宁静致远"可以"神机妙算"。平常说的智慧超常、神明等，均可在超常修炼层次中逐步积累而萌生、浮现；至于"健康长寿"，自然能够不期而至！

下面，引《庄子·刻意篇》中的一段话，来阐明上段论述的含义，以帮助读者对中华智慧养生文化有更加深邃、完整的理解：

吐故纳新，熊经鸟申（像大熊吊颈，鸟儿飞展），为寿而已矣……澹然无极（淡然虚无，忘掉一切）而众美从之。

为便于把握这一智慧养生理念，现以"方程式"形式说明如下：

健康长寿（寻常修炼层次）
= 祛病、健康、高寿
= "吐故纳新，熊经鸟申，为寿而已矣"
　（调息＋鸟兽仿生活动——"不过长寿罢了"）
而且智慧天年（超常修炼层次）
= 灵智天年（含"健康长寿"）
= "澹然无极而众美从之"（淡然虚无，忘掉一切，那么一切美妙、超然的智慧便随之浮现了）

总之，中华智慧养生的内涵可以用一句话来概述：健康长寿而且智慧天年。

智慧养生的理念

"健康长寿而且智慧天年"的修炼实质是智慧养生，即以智慧去"祛病"，去"健身"，去获得"高寿"，去孕育"灵智"；从而以灵智的境界去应对人生。

我本人就是以这样的理念去锻炼的，并鞭策自己能随机地在实修中探索养生的究竟效应。

中华民族是智慧的民族，中国先贤们即以虚净智慧完善着自己的身心，成就了辉煌的事业。

帝尧，含天地之大德，垂衣裳（聪慧、质朴、无为）而天下治，寿高118岁；老子，"有物混成，先天地生"，即以混元一气、虚静无为之大道，面对宇宙、社会、人生，寿高160岁；孔子，"仁者静……仁者寿"，"子绝四：毋意、毋必、毋固、毋我"（孔子断绝四种毛病：不主观臆想，不必然肯定，不固执己见，不唯我独尊），寿至72岁；孟子，"夭寿不贰，修身以俟之"（短命或长寿，都不要过分在意，只要修身养性，就可以期待、享受天命的命数），"我善养吾浩然之气"，天寿83岁；庄子，"臣之所好者道也，进乎技矣"，是说我所爱好的养生大道（即庄子所说的"心斋"：心境虚无清净，忘掉一切思虑、欲望），超过一切养生动作、技巧，天寿83岁。

再说一个神话传说中的高寿人物彭祖。相传彭祖生于彭城（今江苏徐州），是中国古代养生长寿的象征。他重视心灵虚静、心意超然，注重形体活动和导引，吐纳呼吸绵绵，身心和谐，寿高至800岁（传说寿数，不可迷信，但其寿数超常，却未尝不能探索）。

相继而下，唐代著名医药家、养生家孙思邈的智慧养生之道，也非常值得珍视。他说善于修身养性的人，要全面、细心地修炼。就我个人体悟，至少包括三个方面：

> 调利筋骨，有偃仰之方（俯仰、伸缩活动）；杜疾闭邪，有吞吐之术（调和呼吸）；流行营卫（营气行于脉中，有营养的作用；卫气行于脉外，有捍卫躯体的作用），有补泻之法。（《千金要方·养性序》）

这是说，智慧养生重在调养周身筋骨；用"吐纳呼吸"可消除一切病邪；"营卫气脉"要流行不止，以滋养、保卫身心健康。孙思邈最后寿至101岁。

这里，还想请读者体悟一下近代几位高寿学者的智慧修炼方法。齐白石，以大自然为师，笔画于超然，养神于超然，寿高97岁；马寅初，晚年腿瘫不能行动，以坚强的意志围着茶几走圈，七年如一日，腿部痊愈如常，寿高至102岁；郭沫若，20岁在日本东京念书时，头痛无治，乃习静坐，痛症渐愈，以后坚持静坐，寿高至85岁；梁漱溟，早年身体虚弱，80岁以前坚持练太极拳，80岁以后则修炼静坐、禅坐，寿高至95岁。

还有一位自觉觉他、智慧圆融、善于修养的人物——赵朴初。在《赵朴初说佛》中，有如下记述："朴老工作很忙……但他心中有佛，注意养生，虽病魔缠身，仍活了93岁，是位老寿星。

原因之一，是他积累了许多养生方法，如凝神、数息、念《心经》等。凝神是禅宗要诀之一，在中国流传了几千年，目的是使血行保持正常，无病防病，有病治病。静坐的时候，要把精神集中在小腹部（下丹田），调伏杂念。杂念一旦消除，就能够出现一种无念境界……固此静坐年深月久，朴老呼吸深细，一出一入，好像入于无呼吸态，气息仿佛从全身毛孔出入，达到了调息的真功夫。对于有许多慢性病的朴老来说，这样长久的凝神呼吸，起到了治病防病的效果……参禅静坐，并不单纯为了延长寿命，而是为了获得真理，提高觉悟。"

请读者不要忽视上述这些智慧健身的实例。他们的修炼理念、方法，远远不是时下形式主义者所谓"健康快乐"、"健康大步走"、"搞笑出健康"等所能同日而语的。在实修中，我逐渐体悟到：他们是一座座智慧养生的丰碑。如孙思邈的"形体筋骨"锻炼、"调息"锻炼；马寅初的"走圈"锻炼；郭沫若、梁漱溟的静坐；赵朴初的凝神静坐（参禅静坐）等，均属大道至简、内外俱旺的健康良方。

反复体味先贤们智慧健身、智慧高寿的修炼实践，我深感锻炼之道在于与宇宙呼吸同在，与神形俱修同在，与气脉循环顺畅同在，与自我的时空同在。

为了方便把握，我再阐明一下几个关键概念。

其一，关于"祛病"。

祛病就是于生活之中消除一切身心病患；即使一些微小的不适之症，也应及时予以调控、消除。

祛病是养生的重要课题，不过其中也有不同层次：治未病、治已病与康复。

一、重视"治未病":"防患于未然"、"凡事预则立"、"上工(技术精明的医生)治未病"等都是中华智慧养生的核心理念。这在《黄帝内经》中表述得十分明白:

例一,

> 圣人不治已病治未病,不治已乱治未乱。(《四气调神大论篇》)

这是说,圣人不等病已经发生再去治疗,而是在它发生之前调治。

例二,

> 上工救其萌芽……下工救其已成,救其已败。(《八正神明论篇》)

这是说,技术精明的医生能做到早期诊治,把疾病消灭于萌芽之时……技术低下的医生,不能做到早期诊治,只能在疾病已经形成或已经败坏时才加以治疗,这就难以治愈了。

以健康身心而言,"治未病"则应随机地锻炼意志、精神。《黄帝内经》中,有几处重点论证,可作启悟:

例一,

> 正气内存,邪不可干。(《刺法论篇》)

这是说,体内抵抗疾病的本原能力——真气、元气、肾气——

存在、充沛，病邪之气就不能侵扰。

例二，

> 恬淡虚无，真气从之；精神内守，病安从来？（《上古天真论篇》）

这是说，心神无妄想、杂念，虚静闲散，体内真气、肾气即随之充盈；心神内照、不散失，邪病则从何袭来？

例三，

> 夫道者，能却老而全形，身年虽寿，能生子也。（《上古天真论篇》）

这是说，懂得养生之道的人，能注意防止衰老、病患，而且真气、肾气充盈，保全形体健康，虽然寿高至百岁左右，也能生育子女。这提醒我们要时时关注真气、肾气的保养，它对性激素分泌（内分泌）、生长发育（特别是毛发、筋骨、肌肉的生长），即生命力的持续发展旺盛，有着"根深而叶茂"的作用。

二、"治已病"与康复：如上文所述，"治未病"是健身长寿的较高境界；但时乖命蹇（时命不顺），也是在所难免。外因如热、风、湿、燥、寒，内因如喜、怒、思、忧、恐等，都能直接令人致病，影响人们心、肝、脾、肺、肾——血流、筋节、肌肉、气脉、骨骼的健康。即使小感不适，也应及时予以排除。

在外因方面，要注意避免风寒侵袭。"风寒"是万病之源。《黄帝内经·上古天真论篇》特别提出"虚邪贼风,避之有时",即要及时避开风邪。

在五脏、筋骨方面,要特别关注真气、肾气、三十六大关节(脊椎二十四关节、手足十二关节)的健康状况。

> 九窍(眼、耳、鼻、口、前后阴),五脏,十二节(手足十二关节),皆通乎天气(与大自然之气相通)……数犯此者,则邪气伤人,此寿命之本也。(《生气通天论篇》)

这是说,人体九窍、五脏、十二大关节,都与大自然的"混元之气"相通。如果经常犯难它们,也不注意锻炼,那么病邪之气就会伤害身体,这是能否长寿的根本。

在现实生活中,对好些"时尚疾病"如高血压、腰酸腿痛、胃腹胀满、心闷、失眠等,食疗、药疗、起居疗法等都很重要,但我认为上述"寿命之本"的锻炼方法更为重要:集中神意锻炼五脏,特别是脾脏、肾脏机能;锻炼九窍,特别是双眼(闭目养神于下丹田,可治疗常见眼疾如白内障、老花眼、近视等)、前后两阴(可促进性激素分泌,治内痔);锻炼三十六大关节(可令督脉通畅,手足关节富有弹性,步履轻灵)。这些锻炼方法可参考下篇功法部分。

其二,关于"健康长寿"。

在中华智慧养生中,健康长寿属于寻常锻炼层次。这在上面所引先贤们的修炼实例中已得到证明。医家、道家、佛家均认为这不过是形神俱旺、混元一气、"戒定慧"的副产品而已。为什么呢?因为健康长寿尚不能"达己、达人","自觉、觉他",

"自慧、慧他",而纯属一种自我的修持。

当然,就寻常养生而言,追求健康长寿也是必要的。如"调息"、"鸟兽仿生活动"即是。

例一,"调息"常被认为是养生之本。苏轼在《养生论》中说:"养生之法,以胎息为本。"清代医学家、养生家汪昂在《勿药元诠》中,对"调息"之法有精要的论述,值得一读:

> 调息一法,贯彻三教(三教:儒、道、释),大之可以入道(如"无人感应"之道等),小之可以养生……调息之法,不拘时候,随便而坐,平直其身,纵任其体,不倚不曲,解衣缓带,务令调适……息调则心定,真气往来,自能夺天地之造化。息息归根,命之蒂也(常调息,归根于下丹田,元气充盈而归根于自然本原,是生命旺盛、延年的根蒂)。

这就是说,调息的意义甚大:"大之可以入道",应对宇宙、社会、万事万物的风风雨雨、始末变化;"小之可以养生",调养"真气"、"真息","肾间动气"等,即可令五脏六腑、十二经脉、躯体四肢得到及时锻炼。下篇功法部分将引导大家逐步进行锻炼。

例二,"鸟兽仿生活动"重在"仿生"操作,其效用可入骨髓。常云的"内练一口气,外练筋骨皮",即指内外俱修、动静兼练,其效用绝非所谓的"走出健康"或"跑出健康"或"拍、蹦、跳……出健康"等纯粹外动锻炼所能相比。

鸟兽仿生活动是先贤们智慧养生实践的结晶,值得我们从本原上、本性上加以研究。如仿熊之攀吊、鸟之飞翔、鹿之顾盼运尾等,即很容易使脾胃、心脏、肾脏得到很好的调养。

两者密切结合锻炼,即为健康长寿之要诀。

其三,关于"智慧人生"。

上述"健康长寿"的修炼,仅为寻常层次;而"智慧人生"的锻炼,则属超常层次或高阶层次的修炼。

智慧,通常指辨识事物的超常才智、智谋,古语为"智圆行方"(智能圆通、灵敏,行为方式通达)。佛家称之为"般若",是指排除妄想杂念,归于清净灵慧之智能;常表现为无念、无住、无相之"妙有灵智"。它常由禅坐、禅定(渐修)或顿悟虚净(顿修)而萌生。

其实,庶人、士人、诸子百家亦多重视智慧修炼,常说的"直觉"、"灵敏"、"预感"等即是。画家、文学家、工艺家、养生家、医学家,无不依其灵智、灵感,而获得卓越的成就!

下面我们就上文提到过的《庄子·刻意》中的一句话"澹然无极而众美从之",再作深入论述,以增加我们的感性能力,进入直觉灵智的修炼。

这句话译为今文的意思是:恬淡虚无至极,一切美幻、灵感便随之丛生了。这就是"健康而且智慧天年"的超常修炼之内涵、境界。"人为万物之灵","灵"既是我们学习、生活、生产实践的结晶,也是我们修炼"澹然无极"的"玄妙境界"的结晶。智慧养生,对"灵"的修持常表现为灵感、灵性、灵敏、灵智等,十分为古人所珍视。这里再引两段文字,供大家体修、体悟:

> 常无,欲以观(感应)其妙;常有,欲以观其徼(边际,

边界，引申为端倪，本原）。(《老子·第一章》)

句中的"常无"、"常有"应作为"同一境界"看待（"无为而无不为"）。这一同一修炼境界的要旨是"无"（虚无，静坐，忘我忘形地静修），从而幻象丛生，信息显现不断。我们将在修炼功法中（主要是静坐功），引导大家感应、把握这一要旨。

> 夫静漠者，神明之宅也（虚静淡漠，可令人神明）；虚无者，道之所居也……是故圣人以无应有，必究其理；以虚受实，必穷其节（以虚静处事，就能深究其骨节、要害）；恬愉虚静，以终其命。(《淮南子·精神训》)

淮南王刘安是汉高祖之孙，为当时的文学家、道学家、养生家。他在日常生活中坚持修炼"恬淡虚静"。他认为"虚静"可以得到许多收益——智慧"神明"，处事"有节"，自然能达到智慧人生、智慧天年。

在此，我还想阐述一下佛学的"智慧人生"，以供智慧养生者体悟：

> 般若者，唐言智慧也（唐人、汉人所说的智慧）。一切处所，一切时中，念念不愚，常行智慧，即是般若行。一念愚即般若绝，一念智即般若生。世人愚迷，不见般若；……常自言"我修般若"。念念说空（空虚），不识真空（真性的空，空而不空；虚净，妙有）。般若无形相（般若智慧没有形状、相貌），智慧心即是（人的智慧心性、心

灵、心智就是)。(《六祖坛经·般若品第二》)

这是说,汉人常谈到"智慧",佛学则常言"般若"。佛学的般若智慧,指在一切场所、任何时候,都要去掉贪、嗔、痴的愚迷,而展现清净自我的本性,这就是修持般若智慧的要道。若总是守着贪、嗔、痴的愚迷不放,那么就会让般若智慧断绝……一些人常说"我在修行般若",每个念头都讲"空",可是实际上并不认识真正的"空"、"虚净"。般若,是无形状、无相貌、虚净自在的;如果有了这种心境、状态,就叫做般若智慧。

我们的修持、生活、工作呢?亦应如此——智慧人生、般若人生。

智慧养生的形象思维和修持

上述"调息"、"仿生活动"、"虚净境界"的修持,都是一种形象思维之养生锻炼。

形象,常指人、事、物的相貌和形状,如人们常以自我的六识,即眼、耳、鼻、舌、身、意,去感受人、事、物的大小、方位、色彩、明暗、远近、外貌、形体、样式等,这就是形象思维。

形象是形形色色、纷繁无穷的;人的观感、心意,亦常随之波动,动静不已。因此,在养生中,这便成为一个核心课题:心意对时空状态的想象(如对今昔、四季、昼夜、冷热、高低、荒野、寂寞等的想象),直接影响着我们锻炼的效果。这种心意对形象状态的想象,常被称为形象思维的修持。

这一修持现象,早已在一些锻炼过程中得到充分证实:

势势存心揆用意（仔细琢磨，多用心意），得来不觉用功夫……详推用意终何在（意想、神思、目的何在），益寿延年不老春。（王宗岳《十三势行功歌诀》）

这是说，在锻炼时，如打太极拳，每个步骤、架势都要用"虚静"的心意去导引，去运化，不能只是手舞足蹈似的去进行"形体运动"，那样就不存在对心神、心灵的修炼（中枢神经、脊椎神经的锻炼）了。只要善于意想、神思，即可获得"益寿延年不老春"的效应。但不可执著，贵在"恍兮惚兮"。

我有一个朋友瘫痪在床，一位传统太极养生家教其在炕上以"虚静恍惚"的意想修"静卧"，打太极拳中"云手"一式，日修不止，约半年工夫，他居然就能下地行走了！

锻炼者"心意"的运化，有些玄妙莫测，但我却亲身体悟到它是中华养生哲学的基本理念。如常说的"宁静致远"，"至大无外，至小无内"，"仰之弥高，俯之弥深；进之愈长，退之愈促"（《太极拳论》），等等，对元神的锻炼、身躯筋骨的伸缩锻炼、气血畅通的锻炼均有显著效果。

那么究竟如何运用"心意"（通常说的意想、观想、冥想）呢？它到底有何价值呢？

"心意"实质上是一种思维活动，是思维图像的运化。它存在于大脑内，可表述为"意而不意，不意而意"的灵感、灵智；表现于外，则可表述为一种智慧能量（含健康形象）。那么如何认识、修持它呢？

明代的李时珍说："脑为原神之府。"（《本草纲目·辛夷条》）这说明了大脑的功能价值及其开发趋向，即"元神"的修炼。

大脑的"心意思维活动"常表现为逻辑思维与形象思维两种：前者多由大脑的左半球调控，后者则多由大脑的右半球调控。两种调控各具智慧，各有颐养效应，可均衡地运用，但以形象思维更为重要。分述如下：

一、逻辑思维。逻辑思维是对事物的定义、判断，是一种推理性的思维，它常运用语言、数字、事理等对事物的现象、本质进行解说。例如，对于功法的学习道理、步骤等，我们可以从语言上、指标上、层次上领会和把握。

再如上述先贤们的修炼方法，常有性功、命功的修炼之别。性功以修元神为要，常意守上丹田，如佛家的"修性"（或"修性了命"）；命功则以修元精为主，常意守下丹田，如道家的"下丹田功"、"命功"。性功、命功结合双修，则叫"性命双修"；如此，则有利于智慧增长（大脑敏慧），肾气充足，精神抖擞，生命力旺盛不已。这都属逻辑思维，在养生修持中不可或缺。

二、形象思维。如何将大脑功能、智慧与长寿效应开发到最佳、最充分呢？一般锻炼者可在锻炼逻辑思维（左脑功能的发挥）的同时，进行恍兮惚兮的形象思维锻炼，以着重开发右脑的功能。例如我们将在下篇功法中讲到的"无极圈功法"、"冥想功法"、"形象调息功法"等，即属此种形象思维之修持；它们对祛病、健康长寿有切实作用。这里，再说明一下开发右脑功能的特殊效用。

右脑的特质是不懂语言、指标、推理，只懂得对万事万物作形象思考和跳跃式思考，常常表现为顿现的直觉和灵感。这对大脑灵智的开发、精神超常旺盛、养生长寿等，都具有直接、快速、简明的功效。例如练功时可冥想自己置身于深山野林、汪泽大海之山明水秀中。此时，对"山"与"水"之形象既要想得清晰，也要想得恍惚：想得"清晰"，则可以"见山是山，见水是水"；想得"恍惚"，则可以"见山不是山，见水不是水"，进而可逐步进入"玄之又玄"之智慧养生境界。

下面引爱因斯坦一句哲学名言，也可被看做是一句养生修炼名言，来作为本章的结束语：

"我不是以语言思考，而是以跳跃的形状和形象思考。完成之后，再努力将其置换成语言。"

记住吧：爱因斯坦是一位善于置换思考的巨人，善于形象思考的巨人！

第二章 智慧养生的四大准则

智慧养生的四大准则

准则只是一种相对规范,不可固执。古语有"大智无常","阴阳不测之谓神"(阴阳、动静变化莫测时,才能进入神明境界),也就是俗话说的"法有定规、法无定法"。松紧自如的调理锻炼,才是智慧养生的基本准则。我40余年的锻炼体会是:每个人都可以成为一位锻炼有术的智慧养生者,并可以自在地进入90岁以上的福寿境界。如果读者能静心体认本书的"锻炼原理与功法",即可能步入自在、自若的智慧养生之佳境。

当今,一些"时尚健康专家"喊出许多只重形式的、偏颇的锻炼口号,如"跑出健康"、"跳出健康"、"搞笑出健康"、"吃出健康",实在值得深思。特别是有的专家提出的"四大基石"、"轻轻松松100岁",更加值得思索。心情保持平和、愉悦是必要的,但人为地搞笑,"天天三笑容颜俏"则不可取。古人云"过喜伤心",是有医学养生道理的。

中华智慧养生的准则是规范而灵活的:整体与局部、神与形、内与外、动与静、上与下(性与命)等均应协调导引,即《太极拳经》所谓的"神宜内敛,气宜鼓荡","一动无不动","手眼身法步、意气劲合一",亦即"外三合、内三合"的协调运化。

至于站桩、静坐，其锻炼准则，亦是如此。

为了进一步说明这个道理，在此引录《黄帝内经·上古天真论篇》中的一段文字，以帮助读者把握健康长寿、智慧养生的修炼理法和效应：

上古之人，其知道者（懂得养生之道的人），法于阴阳（效法自然界的寒暑、昼夜、阴晴等阴阳变化规律），和于术数（善于运用调和身体气血运化的吐纳呼吸、导引收放等方法），食饮有节，起居有常，不妄劳作（不狂妄地劳心、劳力、迷于房事），故能形与神俱（形体与神志俱旺），而尽终其天年（天年：应该活到的自然寿命、年龄），度百岁乃去（古人认为人的自然寿命，大约是一百二十岁）。

根据以上这段文字，我们总结出智慧养生的四大准则。

第一准则：法于阴阳，和于术数。

这一点非常重要，必须将其摆在第一位，如此，方可随机地调理任何不适、烦恼。饮食、起居、劳作中的任何大小毛病，如肚胀、熬夜、心烦、劳累等，均可采用阴阳、术数养生方法，进行随机调理。

第二准则：食饮有节。

句中的"节"字，十分精要：要"节制"，要"调节"。"节制"即指对佳肴美味也不贪食、强食、多食，而应注意节食、减食（有病疾者当如此）、少食；能如此，则常可以"宽胃以养气"（明·龙遵《食色绅言》）。至于"调节"呢？我以为主要应调节三个方面：色食、淡食、神食。

色食（杂食），即"食饮"均应配置"黑、绿、红、黄、白"五种主要颜色，以分别育养"肾、肝、心、脾、肺"五脏机能。主食、菜蔬、肉禽、饮料等均应配"五色"以生克运化"五脏"（其生克运化方法，将在下篇中讲到）。建议以上五种食色，在每周食谱中，均应吃到。

淡食，系指食品的荤素搭配比例，以利于体质的酸碱平衡、益寿益智。如何荤素搭配呢？一般而论，素食应始终多于荤食；其具体配搭比例可根据季节变化、脾胃消化状态、年龄而定。根据我的健身体会，搭配比率大约是：

童年：素食、荤食约 1∶1；

青年：素食、荤食约 2∶1；

中壮年：素食、荤食约 3∶1；

老年（60 岁左右）：素食、荤食约 4∶1；

高龄老人（80 岁以上）：素食、荤食约 5∶1；或纯素食。

至于神食，则是就食饮时的思维情绪状态而言，要和平、气顺、愉悦地进食，在神情自在中进食。

明代大医学家、90 高龄的万全老人在《养生四要·养生总论》中说：

> 养生之道，只要不思声色，不思胜负，不思得失，不思荣辱，心无烦恼，形无劳倦，而兼之以导引，助之以服饵（食物），未有不长生者也。服饵之物，谷物菜果为上，草木次之（如蓿首、芥蓝、竹笋、柳芽等），金石为下（古代方士用金、铅、石等烧成的黄色丹药，认为服食之后，可以长生不老）。

这是说,养生之道的要旨是重视身心锻炼,即要调心(令"心无烦恼"),要调息(即吐纳呼吸),要调身(令"形无劳倦",并珍视"导引"养生);其次则是服饵,调理饮食。

宋代杰出文学家苏轼在《东坡全集·胎息法》中,对养生调息则说得更为直观:

> 养生之方,以胎息为本。此固不刊之语(不可磨灭的话语;不刊:不能消除),更无可议(无可争议)。

这是说,养生锻炼的根本方法是调息,即进行"胎息"调养;这是无可争议、永不磨灭的道理。

第三准则:起居有常。

"起居有常"是指人们生活起居、作息时间要有一定的规律,否则不利于保持身心健康。例如在"子午时辰"(夜11时—1时,昼11时—1时)和"子午节令"(冬至、夏至)时,应注意休息调养或加强修炼,以排毒、养心,令心肾相交,这对于五脏健康是十分重要的。当然,"起居无常"的情况是在所难免的,如偶尔熬夜、头晕、腹胀等,应注意及时调理至痊愈。请大家千万记住:"小恙不管,大病临门。"如何"管住小恙"呢?笔者认为健康的心态和掌握一些随机养生的方法很重要。这一点,请大家在后面相关章节的论述中逐步参悟。

第四准则:不妄劳作。

"不妄劳作"是一种善意的劝诫,告诉人们不要过度劳心、劳力,要正确地对待理想、事业。还有对于房事,"房事不可绝,不可妄",这是修身养性中的大事,千万要重视!

智慧养生的基本修炼法则

"法于阴阳,和于术数"是一种形神俱旺的智慧感知、修悟的养生方法,可简称为"阴阳术数养生法"。先贤们常把它理解为在万事万物阴阳生克的变化之中,智慧地把握其运动规律,以为自己、他人乃至国家谋求生命之旺盛。例如三国时期的诸葛亮以"宁静致远"的智慧,在当时敌我生克、变化无穷的政治军事斗争中,展示了"阴阳术数"的生命力。明代医学家、养生家李时珍以其"人体阴阳气脉,必令经常畅通"的非凡智慧告诫人们:"任督阴阳二脉一通(任为阴脉之海,督为阳脉之海),则百脉皆通。"如此,即可掌握鹿、龟长寿之秘诀:

鹿运尾闾,能通督脉,龟纳鼻息,能通任脉,故二物皆长寿。(《奇经八脉考》)

"阴阳术数"的方法和变化规律并不神秘,如天人、繁简、正反、动静、有无、虚实、内外、寒暑、养练、神形等之生克变化即是。下面我们就概要地论述一下"阴阳术数养生观"的修悟。

一、天人观。天即天道,天道应该是"虚明"的;人即人道,人道应该是"虚净"的。整体修持理念应该是"天人合一",即应使个人修持由"虚静"而"虚净"而"虚明",乃至"虚灵"。

例如平常在生活中,你可随时安静下来,咽津下丹田后,慢慢地暗示自己"虚静、虚空",再慢慢地冥想宇宙、大自然的"虚空、虚明、虚净",直到忘掉一切,大小宇宙合一,即可逐步收到智慧养生之功效。但千万不可执意追求，以恍兮惚兮为要。

二、繁简观。我们主张"大道至简"，修持方法愈简明精要，其效力愈速愈佳。如先贤们的五禽戏、八段锦、太极二十四式、站桩、静坐等即是。时下有的专家教授所谓的"经络动功四十九式"，"刀、枪、棍、棒、拳齐上阵"，"健康动作一大箱"等，既繁琐，又耗神，纯属消耗。五代著名书法家、寿星（活到80余岁）杨凝式的"神仙起居法"十分简明，仅有三个手掌、手背动作，却能直接使肾气充盈、五脏健康。现摘录如下：

> 行住坐卧处，手摩胁与肚。
> 心腹通快时，两手腹下踞。
> 踞之彻膀腰，背拳摩肾部。
> ……
> 行之不厌频，昼夜无穷数。
> 岁久积功成，渐入神仙路。（《神仙起居法》）

归纳起来，"神仙起居法"只有三个动作，操作简便，但健身效力显著。其具体操作步骤如下：

第一个动作：两掌搓热，顺势按摩两胁，由上而下至腹部处，约30次；无论行、站、坐、卧时均可进行。这个动作能强化五脏六腑的整体机能。但手法宜深透入内，灵活运劲，不可用拙力。

第二个动作：感到心腹平静、愉悦时，两掌搓热放置腹部两侧；微微按动腹部，并略感其动静，而后忘掉一切地按抚下去，将有"恬淡虚无，真气从之"的养颐境界慢慢显现。

第三个动作：两掌手背放在腰椎、尾闾部位，意想透入体内按摩肾部、膀胱、腰椎（五节）。这个动作可强化肾脏和腿部功能。

这三个动作，既可全做，也可分别操作。先贤称之为"神仙起居法"，其养生延年之功效可想而知。

三、逆顺观。语云"顺则凡，逆则仙"，因此在养生锻炼中，可多注意"逆修"。就身体而言，多练下，少务上，"虚其心，实其腹"（《老子》），"闭目养神"专注于下丹田。就虚实而言，大脑宜常虚静、虚净，以解脱一切烦恼。就行走而言，可变前行为倒退，以增强腰腿能量；或者变直行为圆圈行，以回归于"无极自化"；或者变寻常散步为禅步，以促使身心气血之通畅、净化。

如何操作"逆则仙"呢？有一句话可以参考："逆则仙，颠倒颠。"如对现实生活中、锻炼中的一些忙乱、无序现象，即需要"颠倒颠"，以利养颐延年、事业有成。现代人做事时的快、忙、杂、乱、赶，心绪上的烦、燥、名、利、贪，练功时的跑、跳、踢、动、喧，均对养生不利；反观古代先贤们以恬淡虚无、宁静致远、回归无极等"颠倒颠"的智慧，则臻至"逆则仙"的境界。

四、有无观。"有无相生，虚实相济"，这是养生效应中的一对姐妹规律。无、虚无，即是在修持中，以"无形、无相、无我"之状态，与宇宙融为一体。有、实有，即是在修持中以冥想自然景物或吐纳调息等方法，逐步与宇宙融为一体。前者直接进入宇宙虚无空旷、虚无妙有之境界，常称为顿修；后者是通过意想、调息等方法，逐步虚静而渐渐进入上述境界，常称为渐修。

五、内外观。内外观即内修与外修的合称。先贤们提倡"神形俱练、俱旺"（或称身心俱练、俱旺），即强调心神与身躯应同时协调修炼。例如身躯四肢运动时（如行太极拳套路时），应以心神（虚灵意念）、腰胯（丹田运化）导引形体进退，进行上下、左右运动；反之亦然，心意、腰胯运化时，躯体四肢亦应随之进行松紧、刚柔、收放等运动。

而今，一些健康养生专家倡导的"健康大步走"、"日行两万步"、"一天笑三笑"等，可谓外练有余，而内练（心神、元神锻炼）缺失。依靠这些耗体耗神的锻炼方法，又如何能健康长寿、智慧长寿呢？

中华智慧养生历来关注内外俱练，神形俱旺；而且以内功、元神修炼为主，外动、躯体修炼为辅。因此，人们常以"内养功"来表达中华养生文化的内涵、个性。

六、养练观。养练观指的是"颐养"与"锻炼"同在。

"颐养"可参照上述"智慧养生四大准则"之"阴阳、术数法"、"食饮"、"起居"、"劳作"等内容，包含物质与精神两个方面。一般而言，善于颐养者，多以精神调养为要，主要颐养其"心性"——调心养性，即心要调控，性要静养。下面引几段先贤们的论述加以说明：

例一，"存其心，养其性。"（《孟子·尽心上》）这是说，保存人的善心，培养人的本性，这是修身养性的好办法。

例二，"静漠恬淡，所以养性也。"（《淮南子·俶真训》）这是说，心要宁静不贪，人的本性即可得到颐养。

例三，"一行三昧（三昧：排除心意杂念，令其平静、正定）者，于一切行、住、坐、卧，常行一直心（正直心、善心）是也。《净名经》云：'直心是道场，直心是净土（本性）。'莫心行谄曲（谄媚邪曲），口但说直（说些公平正直的话）。"（《六祖坛经·定慧品第四》）。

"直心是道场"，"直心是净土"，也相当于说"明心见性，见性即佛"；行、住、坐、卧时，常行直心、善心、明心，即可正定、养性。

至于"养练同修"，则是说在"颐养"的同时也要重视"锻炼"。本书主旨即在于传递、实践先贤们智慧修炼的理论与方法，对此前文中已陆续有所论述，下面章节中还将继续阐述，此处不再赘述。

上述天人、繁简、逆顺、有无、内外、养练等几个方面，即为"阴阳术数养生法"的主要内涵；修持时，应圆融一体，不可偏废。下面几句话，也许可以帮助读者把握、消化：

　　大道自然，大道至简，大道虚净。
　　神形俱旺，益寿益智，贵在坚持。

第三章　智慧养生的三大理念

前文已经阐述了智慧养生的真义。如何完整地修持，以取得健康效应和灵智效应，即"人为万物之灵"的神形俱旺效应呢？我以为这一境界效应，应是养生修炼者必须探索、把握的核心课题。于此，笔者仅不揣冒昧地提出如下三大修持理念，与读者共勉：全元养生、本原养生、随机养生。

全元养生

养生应是一个旺盛生命、生命力之"系统调理"的修持概念，而绝对不是时下所谓的"吃出健康""跑出健康""练拳出健康"（一招一式的形体拳式运动）等偏颇的健身理念。

中华智慧养生之全元养生，以《黄帝内经·上古天真论篇》为哲理、为内涵，可表述为：

> 全元养生＝修炼方法（法于阴阳，和于术数）＋饮食养生（食饮有节）＋起居养生（起居有常）＋劳作、房事养生（不妄劳作）
> ＝神形俱练，神形俱旺
> ＝健康长寿（度百岁乃去）＋智慧长寿（积精全神，游行天地之间，视听八达之外）

根据这一修炼哲理、内涵,自我的"身心"修炼效应如何呢?我们则当进一步从"自我身躯结构"来剖析。

我在地坛公园活动时,曾见一位教授太极拳的名家,练了几十年拳术,却仍然大腹便便、走路沉滞。为什么会这样呢?下述修炼公式所表示的"身躯结构"部位及对应的效应,就可明白回答。请读者在"悟"、"修"中把握。

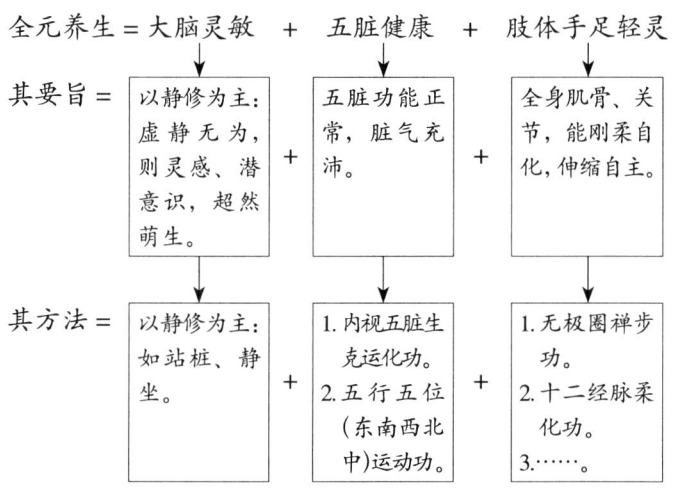

总的来说,全元养生可用一句口头禅来概括:"内练一口气,外练筋骨皮。"

平常我们所说的"生命在于运动",是一种外练筋骨皮的偏颇锻炼;而全元养生主张的是"生命在于动静兼修,尤其在于静修"。

式中所示要点完全可以通过我们后面所讲的修炼方法实现,如无极桩、混元桩、冥想静坐、调息静坐等。

本原养生

在养生中,"本原"、"本始"、"本性"可视为同义语,即指事物的基础、根基。《论语·学而》中说:"君子务本,本立而道生。"那么本原养生的原则是什么呢?我提供以下论述供读者深悟、实修。

一、修好"根蒂",即可健康长寿,所谓"深根固柢,长生久视(健康长寿,官窍敏捷)之道"(《老子·第五十九章》)。

那么如何修好"健康长寿、智慧"之"根蒂"呢?我以为《老子·第六章》的一段文字,作了很好的说明:

谷神不死(元神养于下丹田,不散不灭),是谓玄牝(阴性、本体;玄,深远;喻义为深深地调息);玄牝之门(深深地调息这一门径),是谓天地根。绵绵若存,用之不勤(若有若无地调息,不可勤劳过疾)。(《老子·第六章》)

这是说,若有若无、恍恍惚惚地调息于下丹田,是天地、万物、人类健康长寿的根本修炼门径。

二、宁静地感应天地本原(混沌状态),呼吸精气,就能与天地比寿。用《黄帝内经·上古天真论篇》中的话来说就是:

提挈天地,把握阴阳(提挈与把握同义,此处引申为感应天地阴阳之本始状态),呼吸精气,独立守神,肌肉若一,故能寿蔽天地(蔽:尽、比)。

这是说，修炼时调理好自我的混元一气状态和呼吸（"呼吸精气"），就能达到神形俱练、俱旺（"独立守神、肌肉若一"），故能与天地比寿（"寿蔽天地"）。

三、"肾间元气"是生命延年、旺盛的本源，养生修炼者必须十分珍视。

> 肾间原气（又称元气，它发源于命门，藏于丹田，能运化五脏六腑等一切器官机能之活动，为生命之源泉），人之生命，故不可不重也。……肾气经于上焦（经：固旋往来），营于中焦（营：营运），卫于下焦（卫：护卫）。《中和集》曰（《中和集》，元代道、儒、释学家及养生家李道纯所著）：阖辟呼吸（吐纳呼吸，此处指闭息，运息；阖辟：闭开。），即玄牝之门（玄牝：万物衍生、变化；或指丹田动静、运化），天地之根。所谓阖辟者，非口鼻呼吸，乃真息（真息：内气呼吸）也。（明代医学家、养生家孙一奎《命门图说》）

这是说修炼者应重视"肾间元气"、"命门真气"这一关乎人之生命寿夭的根源锻炼：闭息吐纳（阖辟呼吸），真息绵绵。

四、胎息、行气效应显著，为祛病、延年之要害修炼。

> 故行气可以治百病，可以去瘟疫，可以禁蛇兽（镇禁毒蛇猛兽，驱使蛇兽远离，不得侵害），可以止疮血（在疮血处调息，可止痛消炎），可以居水中（水中调息，可游泳自如），可以辟饥渴（气饱不思食，或"辟谷"之谓），可

以延年命，其大要者，胎息而已。（唐代医学家、养生家孙思邈《摄养枕中方·行气》）。

孙思邈寿高 101 岁，提出"大医精诚"。这段关于胎息、行气的论述是可信的，不可小视。

五、进一步修持"忘相"（忘掉一切），进入"虚空境界"，此为修炼中的"根本之根本"。

清代医学家汪昂在《医方集解·勿药元诠》中的一段论述，特别值得品味：

调息一法，贯彻三教（儒、道、释均讲"调息"养生），大之可以入道（与天道相合），小之可以养生……《易·随卦》曰："君子以向晦入宴息（向晦：天傍黑；宴息：休息）。"……宴息之法……似先天元神元气，神息相抱，真意绵绵（绵绵不断，若有若无），开阖自然（开：吐气；阖：吸气、停闭；吐纳自然），与虚空同体，故能与虚空同寿也。

这段话是讲，到了晚上，休息的主要方式是调息，要绵绵不断，自然吐纳，逐步虚空，忘掉一切，从而"与虚空同体，故能与虚空同寿也"。

如何"与虚空同体"呢？现将《庄子·大宗师》中的修炼情景、过程，摘录于此，供读者参悟：

颜回曰："回益矣。"

仲尼曰："何谓也？"

颜回曰:"回忘仁义矣。"

孔子曰:"可矣,犹未也。"

他日复见,曰:"回益矣。"

曰:"何谓也?"

曰:"忘礼乐矣。"

曰:"可矣,犹未也。"

他日复见,曰:"回益矣。"

曰:"何谓也?"

曰:"回坐忘矣。"

仲尼蹴然曰:"何谓坐忘?"

颜回曰:"堕肢体,黜聪明,离形去知,同于大通(大道),此谓坐忘。"

仲尼曰:"同则无好也,化则无常也。而果其贤乎!丘也请从而后也。"

其译文亦附录如下:

颜回说:"我静坐,有进步了。"

孔子说:"何以见得呢?"

颜回说:"我忘掉仁义了。"

孔子说:"很好,但还不够。"

过了几天颜回又见孔子说:"我进步了。"

孔子说:"何以见得呢?"

颜回说:"我忘掉礼乐了。"

孔子说:"很好,但还不够。"

又过了几天，颜回对孔子说："我进步了。"

孔子说："何以见得呢？"

颜回说："我已坐忘了。"

孔子吃惊地说："什么叫坐忘？"

颜回说："遗忘自己的身体，忘掉自己的智慧，形体没有了，心智也没有了，这样就与大道融通一体，这就叫坐忘。"

孔子说："和万物融通一体就没有偏好、偏见。顺应万物变化就没有常规、固执。你果然是一位善于静修的贤人！我愿意追随你一起坐忘、静修。"

如何"坐忘"（静坐、禅坐）呢？这是"智慧养生"中一个重要的修炼课题，我们将在下篇具体讲解。

随机养生

随机养生是说养生者应持有一种"时空养生观"，根据自己的时间、环境，既当定时、也当随时随地进行经常性的锻炼。这其中有两层意思：一是我们当以"未雨绸缪"、"上工治未病"的观念来增强自身的抵抗力，强化身心机能，激发自我潜能，令青春常在；二是天有阴晴风雨的变化，人有事务、情绪的缠绕，形神劳累不堪时，应针对具体情况及时进行养练，千万不可任其流变，以至造成亚健康状态。

这种随机调理锻炼的方式，效应如何呢？

我们的回答是，"坚韧出效应"。唐代诗人张祜在《破阵乐》中说："千里不辞行程远，时光早晚到天涯。"坚韧、坚持、意志，就是健康长寿的保证。

我们的理念是,"随机锻炼出效应"。人们多习惯于定时锻炼,如晨练、晚练等,这当然可贵,然而对于非定时的随机锻炼则大多疏忽了,这是十分可惜的。

下面,即介绍一些随手可行的锻炼方法,仅供随机锻炼参考:

1. 常字歌:牙常嗑(固齿生津),津常咽,脸常搓,头常梳(手指尖做梳子),目常运(眼珠可做"∞"字运转),舌常搅(可健心脏),鼻常揉(大拇指揉鼻梁两侧的迎香穴),耳常揉(揉捏全耳),颈常动(前后上下左右活动,可疗治颈椎疾病)。

2. 拍打操:如前述的"神仙起居法"或周身经络拍打。

3. 抖颤法:古人云,腰背常颤百病消。以腰为轴进行抖颤活动,深切体会抖、颤两字的不同含义。

抖动——上下抖动、打颤、哆嗦,有入骨髓之感(并注意上下牙相叩)。

颤动——上下颤动、摆动、悠动,有调心肾之感(舌顶上颌,津随口咽)。

抖颤融合进行(抖中含颤,颤中含抖),同时叩齿咽津,这对于消除疲劳,强化周身筋骨,解除身心紧张、腰腿滞重,十分有效。

4. 随机调息:"人活一口气"。调息特别是深层次调息(深呼吸),是一种神形俱旺、身心兼修、效应超常的功法,它能直接加强五脏气血,带动肌骨经脉的运化,应作为智慧养生的首要功法。

总之,养生贵在随机。我的观念是:潜力自身有,何苦一味身外求?一些健康长寿的方法,均可在生活工作中随机实践。

例如口干舌燥时，即可"咽津"至喉咙予以润化；身体某处疼痛时，即以针灸按摩原理，在"阿是穴"处做意念放松及揉动、按摩，或吐纳调息，均可得疗治效应。再如头脑发胀、身躯笨滞时，不妨想想《西游记》中孙悟空在空中飘来飘去的形象，与妖魔斗争的气概；遇事不顺时，不妨想想《三国志》中诸葛亮空城计的静、趣、智、胆的形象。

宋代道学家、养生家张伯端寿高98岁，感慨人生多贪而自贼其寿数，在《悟真篇》中提出，要主动寻求能修炼"大药"（"混元一气"，精气、真气、元气）之师，并坚持不懈地修炼，以免成为"百年期"中的"愚痴"。现摘录如下：

人生虽有百年期，寿夭穷通莫预知。
昨日街头犹走马，今朝棺内已眠尸。
妻财抛下非君有，罪业将行难自欺。
大药不求争得遇，遇之不炼是愚痴。

第四章　动静兼修，静修为本

本章的要旨是，希望读者正确把握动修、静修及动静兼修的意义和理法。

在大小宇宙的运化中，无时无刻不显现着"动"与"静"及"动静互根"的活动规律。

首先，"动"与"静"是宇宙间万事万物的活动运化常规。

> 天尊地卑（天刚阳崇高，在上运行不止；地阴顺卑下，在下宁静顺行不休），乾坤定矣（乾卦阳动、坤卦阴静的性能就确定了）。……动静有常，刚柔断矣（天体运行不止，大地静伏运转是一种常规，据此就可断定，运行不止的天体是刚健的，大地是宁静柔弱的）。方以类聚（方：人），物以群分，吉凶生矣（人们以其本性不同而相聚散，万物以其本性不同而相分别，由此，吉凶祸福就随之产生了）。（《易经·系辞上》）

这是说，天地乾坤活动的实质是动静刚柔。动则刚阳，静则阴柔，即阳动阴静、刚柔相济，此乃天地万物"生生不已"之常规（生生不已系指生长、变化、新生不已）。智慧养生者，应深深体修"动静刚柔"之本原效应，因为它直接有益于我们的健康长寿。

其次,"动"与"静"是人们心性修持的"光明(机智)"大道。

> 夫人心活物,当动而动,当静而静,动静不失其时,则其道光明矣(光明:光明机智)。(宋·朱熹《答许顺之书》)

这是说,我们应善于修养心性、心智。其主要方法是,掌握"动静之机",当动则动,当静则静,如此,即可令我们的身心进入"光明机智"的状态,以应对一切"动静刚柔"的变化事故。

"动"的锻炼与健康长寿

笔者认为,有益于健康长寿的"动"的锻炼,应是以腰部为主宰的躯体四肢的刚柔相济、快慢有序、高低至极、呼吸微细的收放、松紧活动。这,常以一定导引或自然的仿生姿势来完成,其效应与操作理法有直接关系。

就身体结构而言,它包括骨骼系统、心血管系统、消化系统、呼吸系统、泌尿系统等,即中华医学养生的五行五脏系统,表现为健康长寿或衰弱早逝。下面引秦代吕不韦《吕氏春秋·达郁》中的一段文字,来说明人体的结构:

> 凡人三百六十节、九窍、五脏、六腑。肌肤欲其比也(欲:需要;比:紧密,有弹性),血脉欲其通也(通:通畅),筋骨欲其固也,心欲其和也(和:平和、安静),精气欲其行也(行:流动不止)。若此,则病无所居(居:滞留、缠绕),而恶无由生矣(恶:恶邪大病)。

这段文字着重指明人体的结构和运行规律，要想长命百岁，我们在做"动功"锻炼时，必须全身都活动到。可惜时尚风行的体育锻炼，多为四肢形体的运动，而对于关乎寿命的五脏、六腑、九窍的内动锻炼，却几乎不管不问。上述引文则分析了五脏、六腑、筋骨、血脉、精气多方面活动的意义：

要想"肌肉、皮肤"紧实、有弹性（"肤肤欲其比也"），就要把脾、肺练得健康（脾主肌肉，肺主皮毛）；

要想"血脉"通畅流畅（"血脉欲其通也"），就要把心脏、经络练得健康（心脏主血，十二经络利气血流行，防止血脉硬化）；

要想"筋、骨"坚实、有弹性（"筋骨欲其固也"），就要把肝、肾练得健康（肝主筋，肾主骨）；

要想"心神"平和、安闲（"心欲其和也"），就要把心、大脑练得健康智慧（心主血，脑主神志）；

要想"精气"丰盈、流动不止（"精气欲其行也"），就要把肾脏和先天肾气、精气练得流畅、充沛（肾主精、精气）；

这样，五脏整体得到锻炼，"病"、"恶"就无从缠身，自然无病、少病而长寿（"病无所居，恶无由生矣"）。

那么如何达到这一境界呢？中华智慧养生文化的动功锻炼方法（参见下篇第六章《动修功》），即能完全实现上述理想。笔者根据《老子·第五十五章》中的一段话，构思了一种"握固柔动功"，介绍于此，以供读者走出时下健康专家所宣传的锻炼模式之误区（只重外形，缺少内练）。

我们先引出《老子》中的这段话，然后一起深悟其要义：

含德之厚，比于赤子（赤子：婴儿，其品德纯真、质朴）。

蜂虿虺蛇不螫（毒虫不会去蜇他），攫鸟猛兽不搏（猛鸟猛兽不会抓扑他），骨弱筋柔而握固（握固：婴儿筋骨柔弱而拳头紧握）。未知牝牡之合而胺作（不懂得男女交合，而小生殖器却勃起），精之至也（因为他的精气非常旺盛）。

这一段话有两层修持意义：应如婴儿一样纯真、柔和，若能有如此高尚的道德修养，虽有毒虫、猛兽，也伤害不了他；同时也应重视"身体"锻炼和"精气"修炼。

"身体"如何锻炼呢？应着重于"骨弱筋柔而握固"的身心锻炼，即将两手大拇指握于四指之内，一紧一松地攥拳头，从而导引身躯，令"筋骨"进行"柔弱"运动。如此"握固"，可令神气不散而饱满旺盛，躯体结实而气血通畅。

"握固柔动功"的锻炼要诀为，以意想指挥肢体、骨节进行柔软、虚灵的活动，具体方法如下：

意想周身骨架、骨节在握固（一紧一松地攥拳头）诱导下，进行松紧柔动（蠕动、拧动、绞动）。柔动时，应取一中心点，由之扩展于整体：就全身筋骨运动而言，应取腰脊（命门）为中心点，带动整条脊椎；就肢体局部而言，手臂、腿、颈椎的柔动应分别取两肘、两膝、颈椎之四五节间为中心点。从而使全身筋骨，在意念带动下，进行整体与局部、面与点的全面活动（动静、松紧、刚柔运动）。

另外，进行"握固柔动功"锻炼，尚需掌握以下原则（一切活动锻炼，均应如此）：

1. 形神俱练，以神导形。如此则内外俱练、俱旺（神导为纲）。
2. 至柔至刚，以柔导刚。如此则内劲充实，无坚不摧（柔弱为主)。

3. 松紧握固，练入骨髓。如此则肾气充盈，五脏生克而自化（松弛为要）。

4. 腰为主宰，肢体随动。如此则一动无不动，气血畅流而不居（腰运为轴）。

"静"的锻炼与智慧养生

"静"的修炼在中华医学养生文化中，堪称一顶晶莹的王冠。许多先人认为，不修"静"不足以言"中华养生文化"。一部《道德经》，可以一个"静"字为根基来体悟"至虚极，守静笃"（虚静到极点，可以感观万物）。一部《易经》，可以一个"静"字为源头来体悟其卦象的变化万千："寂然不动，感而遂知天下之故（寂静不动，安静地感应，就可能通晓天下大事）。"《黄帝内经》同样可以一个"静"字为本原完善其内外俱修："恬淡虚无，真气从之；精神内守，病安从来。"

各家学说也极为推崇"静"。如儒家的"知者动，仁者静"（《论语·雍也》），是说聪慧的人爱活动，仁德的人爱宁静；道家的"练神还虚，练虚合道"，是说练心神需返还虚无，练虚无可返还天道——"宁静无物"；佛家的"静净"、"无思无虑"、"无相"，也即《金刚经》所说的"心无所住"的境界，等等。这些都可佐证"静"对健康长寿的意义，值得我们好好思索。下面我们以先贤们的论述为例，加以分析。

一、静者强："静修"者可成为身强体壮、百事兴旺的强人。

> 通而不变，静之至也……是故以中制外（用静心役使外界事物），百事不废（能完成百事）。中能得之，则外能养之。中之得，则五脏宁，思虑平，筋力劲强，耳目聪明，疏达而不悖（通达事理，不违背事理），坚强而不鞼（鞼：折断），无所大过（能安静，则不会有大过错）而无所不逮（逮：到达、完成）。（西汉·刘安《淮南子·原道训》）

这是说，通晓事理而信守不变，是"静修至极"的结果。只要内心宁静就可以达到"强人"境界：内外俱养，百事不废，五脏康宁，思虑平衡，筋力强壮，耳聪目明，明理通达，坚强不屈，终生无大过，以至无坚不摧。

二、静者寿：明代医学家万全（1488—1578）在《养生四要·慎动》中，以日常生活现象和《黄帝内经》中的论述为据，说明了这个问题。

> 《古砚铭》云："笔之寿以日计，墨之寿以月计，砚之寿以世计（以世计：用世纪计算）。"岂非静者寿而动者夭乎？《内经》曰："阴精所奉（奉：奉养、护养），其人寿；阳精所降，其人夭。"抑亦动静之谓欤？

这段话中，作者首先以写字为例，说写字时，笔、墨动用不息，耗损日增，故其寿命只能以日、月来计算；而砚，静止不动，受用自然，故其寿命长久，可用世纪来计算。于是得出结论：静者长寿而动者易夭！接着，作者又以《黄帝内经》中的阴阳养生理论继续论证：善于护养阴精的人，寿命长，因为阴精主内、主心、主静、主虚、主柔、主泄、主精髓血液通畅；而过分或单一重视阳精养护的人，则寿命短，易夭折，因为阳精主外、主肌肤、主动、主实、主刚、主昂扬、主动用五官骨肉。

三、静者智："静"能萌生智慧，这是静修的自然效应。儒家说："静而后能安，安而后能虑（思虑敏捷、周详），虑而后能得（达到最理想境界）。"（《大学》）道家对"静修"颇为重视，认为虚静可以通达"神明"。佛家中的禅定修持，提倡"定能生慧"，即静定就能萌生"智慧"、"大觉"。我们常说的潜意识，也是一种定静至极的潜在心理效应，常常表现为一种超常智慧，如直觉、灵感等。

战国时齐国管仲的《管子·心术上》中，有一段话对"静者"之"智"阐述得颇为明确：

> 去欲则宣（宣：宣泄、通畅），宣则静矣；静则精，精则独立矣；独则明，明则神矣。

这是说，去掉私欲就会心意舒畅，心意舒畅就会保持虚静；达到虚静就会精明，精明就能处于一切事物之上；处于一切事务之上，就能明察一切而达到明智的境界。

那么如何"守静"至"清净"而智慧长寿呢？对此，先贤们的论述可谓汗牛充栋。我们在前文中已有所阐释；在下篇功法修炼中，还将具体说明。但考虑到"静修"较之"动修"，更有其根蒂养生意义，故在此再作进一步说明。

一、适时静修：静修不一定要安排在晨昏等固定时间进行。生活、工作中扰乱身心的事，常常是不期而至，所以适时调理便显得颇为必要。苏轼在《上张安道养生诀》中即谈到这点：

> 昼日无事，亦时时闭目内观，漱炼津液咽之，摩熨耳目，以助真气，盖清净专一，即易见功矣。

这段话的要旨和修炼步骤，大致可分解为：

1. 每天无事时，即闭目内视。闭目可以清静养神，逐步排除杂念。内视即以闭目之神，若有若无地观照丹田（腹部中央），这么做可令心神专一、清静无为，从而使五脏机能自然得到调理。
2. 令津液丰盈、鼓漱，然后仰头，将津液分三口咽至腹部。医学养生家认为，搅舌咽津能滋阴降火，润泽脏腑、肢体，祛病延年。
3. 摩熨耳目，以助真气。熨目，即令眼珠向外（吐气）、向里（吸气）做前后运动；之后，再向下、向左、向上、向右做圆周运动。如此，可收眼亮心明之功效。摩耳，即以手抚摩双耳。根据"生物全息论"理论，耳的结构为人体全身结构之缩影，故经常按摩双耳，可收到健身的整体效益。
4. 只要"清静专一"，一些时间后，即可收到静修的功效。

随机静修，重在静心以养神、养气。其调养方法完全可以自我创造。例如默想一些能够调养心智的诗词或警句，效果也是颇为显著的。孟子在《孟子·公孙丑上》中所说的"吾善养吾浩然之气"一段，即不失为一段静修的铭言：

"敢问夫子恶乎长？"曰："我知言，我善养吾浩然之气。""敢问何谓浩然之气？"曰："难言也（不易用语言说明白啊），其为气也，至大至刚，以直养而无害，则塞于天地之间。"

孟子这段话，似可视为一种高级境界（"天人合一"境界）的修持功法：

默想："我善养吾浩然之气……"

接着默想："浩然之气啊，多么浩大……多么刚健……多么正直……多么光大……"

接着默想："浩然之气啊……它充满了整个宇宙……天上、人间……"

接着感应（去掉默想）：自我身心世界……空虚、宁静……无形、无我……

收功：感应"我善养吾浩然之气"……咽津三口至腹部，慢慢收功。

二、定时静修：我们的先人常以子、午、卯、酉时辰为静修锻炼的时间，自然有其道理。我认为根据自身情况与四时变化，采用一定的习惯时辰，如早、中、晚，或间隙时间锻炼，亦不失为理想的静修时间。

在姿势上：站、坐、卧均可。但根据传统养生方法，则认为静坐效应较佳。有人认为静坐 5～10 分钟时，耗氧量可减低 17%，相当于 7 小时深度睡眠。久练、常练静坐，对治疗许多疑难病症及常规健身，特别是健脑益智、陶冶性情等都有显著作用。

在方法上：常人多采用"逐渐放松法"、"呼吸吐纳法"等，又以"一念代万念法"而逐步入静；传统入静方法甚多，不可胜计。第七章、第八章中,将有重点介绍,请取舍、参考。

动静兼修,静修为本

本节内容涵盖两大方面:其一,养生锻炼,必须关注"动静兼修";其二,养生锻炼,应以"静修"为要旨。

首先,任何时间、地点,均应重视"动静兼修":动功、静功都应修炼。通常是先练动功,接着练静功,如先练无极圈禅步、太极拳等动功,后练静坐。动静两种功法的效应不同:"动"则消食化滞,筋骨皮肉得到刚柔锻炼,形体健壮、健美;"静"则心神安宁,并可体会虚静、虚净、虚灵,神明自在,智慧自在,故能"感知天下之故"。

宋代哲学家、思想家周敦颐在《通书·动静章》中对此论述得十分恳切、微妙:

> 动而无静,静而无动,物也(物:物体、偶像)。动而无动,静而无静,神也(神:神明之人)。

这是说,锻炼时既练动功也应同时练静功,而且应微妙地体修"动中寓静"、"静中寓动"的妙境。如此,即可成为神明自在、智慧自在的养生者。否则,只是一具"物体、偶像"罢了。

其次,任何时间、地点,均应以"静修"为基石,而贯通始终。就是说,练功时如此,生活、工作中亦如此,"虚静"地练功,"虚静"地对待生活、工作,以达到虚净人生、智慧人生的境界。

下面,再引录两段先贤们的体修文字,作为我们对"静修"

的修悟：

例一，

> 贯动静，而必以静为本。（宋·朱熹《答张敬夫》）

这是说，贯彻动修、静修，必须以静修为根本、为主宰。

例二，

> 天得一以清（一：此指大道，也常指"虚明、虚静"，或指"一阳来复"），地得一以宁，人得一以生，神得一以灵。（东晋著名道学家、医学家葛洪《抱朴子·地真篇》）

这是说，苍天得到"虚明"，就清明旷茫；大地得到"虚静"，就宁静舒展；人得到"虚静"，就能"一阳来复"，生命力充沛、旺盛；神得到"虚静"，就能神明自在（灵明自在）。

这一段论述，常成为先贤们探求"高级修炼"境界的准则，其中包含顿修、渐修两层含义。

首先，作为顿修的准则：在静修时，直接进入"虚静、虚明"之状态（忘形、忘相、忘我的状态），而与"天之清"、"地之宁"合为一体，达到大小宇宙合一的境界。这一点后文将作延伸论述。

其次，作为渐修的准则：在静修时，逐步调息，"虚静"至极时，阴气退消，阳气充沛，于是"一阳来复"——肾间动气充沛而出现勃起、壮阳之现象。对这一现象，先贤们常借用八卦来说明。坤卦（☷），表示全阴、虚静；复卦（☷），接连坤卦而产生，为一阳初生（"--"为阴，"—"为阳），即表示阴静至极而阳动产生。这在道家修炼中被称为"入静后,肾间动气勃生"之现象,即"一阳来复"。这对肾气充盈、精神旺盛十分有益。具体功法可以参阅下篇的"调息静坐"。

在此,再引申说明一下。有些先贤认为"静修"中的"虚一"、"虚静"、"虚净",从而达到"虚灵"——灵通自若、智慧养生的境界,也近似龟鳖之"宁静"、"虚净"、"虚灵";其效应,可谓孑然超群、超常。

首先,通过"虚净"修持,可以达到"孑然超群"的寿命:

> 知龟鹤之遐寿(相传有千年之寿;遐寿:长寿),故效其宁静、导引以增年。(《抱朴子·对俗》)

这是说,龟鹤有千年之寿,我们应效法其蛰伏、冬眠之"虚静"体态,"微息"导引(导引行气),从而延年益寿。

其次,通过"虚净"修持,可以达到"孑然超常"的智慧:

> 与之语道理,辨古今事当否,论人高下,事后之成败,……若烛照数计而龟卜也(烛照数计:如烛光明照、术数推算一样清楚、确切,而与龟卜一样灵性、准确)。(韩愈《送石处士序》)

这是说,人们的智慧可以锻炼得像灵龟一样地灵性超常,与人谈论道理,辨析古今是非,识别人的高下,以及事业之成败,等等。"烛照数计"一语,正是"灵智超常"状态、境界的写照。

再次,"清净心"修持,是"大身"(高大明净的身躯)之本。

应如是生清净心，不应住色生心（不应执著于色而生清净心）。不应住声、香、味、触、法生心（不应执著于声、香、味、触、法等产生清净心），应无所住而生其心（应当不执著于任何事物而产生清净心）。……佛说非身,是名大身(佛祖说并非真实存在的身躯，才是高大明净的身躯)。(《金刚经·第十品庄严净土分》)

这是说，佛家弟子应当令自我身躯"高大明净"。如何修持呢？应当修"静"、修"清净心"，"应无所住而生其心"。

据笔者体悟，佛家弟子当如此,世俗之人亦当如此修持其"清净心"。时下，一些财色诱惑、妄念妄为丛生，贪污、贿赂、诈骗、名利之徒遍地，实在令人痛心。

下篇 | 智慧养生修持功法

此篇中的功法，有其独特的个性和整体性。每个功法，行之简明，但锻炼效应，可透入心灵骨髓、躯体四肢；整体有序，逐步练去，则将精神振奋、灵智自在。

于此，先贤给我们留下了宝贵的系统论述。现仅举两例予以阐述。

例一，《周易·系辞上》曰："易有太极，是生两仪，两仪生四象，四象生八卦；八卦定吉凶，吉凶生大业。"

这是说，易的运化精明，它有太极（阴阳未分混沌本体）→两仪（阴阳、天地、上下、动静）→四象、五行（四象：四时、四方；五行：五行、五脏生克）→八卦（乾、兑、离、震、巽、坎、艮、坤；可测知吉凶，吉凶则揭示事业的盛衰）。

例二，《太极图说》（宋·周敦颐撰）曰："无极而太极。……无极之真（无极表示的事物本真、真理），二五之精（二：两仪阴阳、天地动静；五：四象五行；精：精气，此处指阴阳五行的运化精气），妙合而凝（玄妙配合、凝聚，变化莫测）。……惟人也，得其秀而最灵（掌握"无极而太极"、"二五之精"的精妙变化，则可为"万物之灵"）。"

这一段话，承续了上一段《易经》的运化思想，包含着三层意思：

1. "无极"是宇宙万物、人事的本初、本原状态；

2. "二五之精"，即阴阳五行之精气的玄妙配合（相生相克），其变化是深邃莫测的；

3. 修悟这两者的精妙变化，你就可以为"万物之灵"。

据此，我们即在修炼实践中，构思了如下层次、系统的修炼功法。按动静分，可分为动修功和静修功；按渐顿分，可分为渐修功和顿修功。两者结合，则可表述如下：

其一，渐修功，即由一、而二、而三……，由始、而中、而终，由有为而无为的不同方法、拳式的修炼功法。如：

1. 生活起居功：属动静渐修功，其意义在于"实修于寻常，气血长通畅"。

2. 动修功（渐修法）：

（1）无极功：如无极禅步、太极禅步、混元球揉化功；

（2）太极功：如太极拳（五行五脏太极拳）；

（3）四象、五行功：如新编八段锦（根据四季、四方、五行、五脏生化原理编撰而成；健身效应奇异）；

（4）八卦禅步功：如由后天八卦返回先天八卦禅步功、九宫八卦禅步功。

3. 静修功（渐修法）：

（1）站桩：

A. 无极桩；B. 混元桩。

（2）静坐：

A. 冥想静坐；B. 五行、五脏运化静坐；C. 调息静坐；D. 龟灵功。

其二，顿修功，相对于渐修而言。《仙佛真传直解》（据传系吕洞宾弟子所撰）曰："顿者，遽然要此，而即长长如此也。"这是说，顿修，就是突然悟修虚空，即可到达大觉、大智境界，而且可以长久地融入如此自性圆通的自在胜境。这对于一般修炼者而言，似属生疏、神迷，可自然参悟，不可执迷修持！

第五章　生活起居功

生活中，人们必然日日面对纷繁的现实：起居坐卧，风风雨雨；吃喝拉撒，畅畅滞滞；与人来往，哭笑不迭；与事应对，甘苦自若；劳作烦累，调理何方……因此，我们常应重视生活起居之自我调理，而令其正常、爽愉。

下面，即粗略地说说几种调养功法。

咽津功

一、咽津的意义与功效

唾液对人体健康作用不小。唾液含有淀粉酶，能帮助消化和促进吸收；含有的溶菌酶能杀死混在食物中的病菌；含有的钙、氨等对酸性细菌有抑制作用，可减少龋齿的发生；唾液还可减少酸、碱食物对口腔的刺激及坚硬食物对口腔的损害。因此，要爱惜口腔中的唾液。（《中华养生保健辞海》卷四第 41 页）

先贤们对咽津的意义、功效更是肯定有加。

例一，咽津能令全身命脉神通。

咽津纳气（吐纳呼吸）是人行（是人们重要的行动锻炼），有药方能造化生（这才能令命脉神通、变化无穷；药，指咽津、咽气）。（张伯瑞《悟真篇》）。

例二，咽津能调治百病。

唾者（唾：唾液，津液），溢为醴泉（醴泉：甜酒），聚流为华池府（华池：这里指齿舌之间），散为泽液，降为甘露。溉脏润身，宣通百脉，化养形神，肢节毛发，坚固长春。人骨节中有涎，所以转动滑利。中风则涎上潮，咽喉里响，以药压下，俾归骨节可也。若吐其涎，时间快意，枯人手足纵活，亦为废人。（明代著名养生家沈仕《摄生要录·津唾》）

这段文字对咽津之论述颇为完美。津液产生于何处？它充溢、流荡于"华池"。为何唾咽？它能"散为泽液，降为甘露"。散降至何处？可至"脏腑"、"全身"、"百脉"、"毛发"，而予以"溉润"、"化养"，而青春常在（"坚固长春"）。特别是它能透入骨节、骨髓；如与骨节中之自有涎液相融，则可以治疗中风（中风：因肝邪、痰壅、气血亏、食油腻等恒久侵蚀，突然昏厥、昏倒之症候）。千万记住：如果乱吐唾液，虽得一时之快，时间长了，就会使人的手足骨节干枯，运转困难，即便是一个大活人，也形同废人！

例三，咽津能增强消化能力，自然长寿。

吞景咽液（景：景光，吉祥光；吞景：吞咽吉祥光），饮食自然，身必寿。(《中国传统气功学词典·咽液》)。

这是说咽津、咽吉祥光，有利于消化；再注意饮食自然（与脾胃承受能力相应），身体一定长寿。

二、咽津的具体方法

分两种进行说明：第一种是我自己体行之简切咽津方法，后四种是先贤们的主要咽津方法。前者为通俗、方便之方法，后者为扩展之方法。读者可自行选择，效应大致相近。

第一种，笔者自己体行之简切咽津方法。

首先，冥想、感应下丹田：冥想、感应下丹田之动静，为前后之凹凸动荡，即微弱之吸呼动静（凹，为吸；凸，为呼、为松）；意在萌生彰显下丹田之潜能，充实内气、肾气，以便增强咽津的效应。

其次，生津、盈气：头上顶，吸下丹田之内气、肾气于脑海（修持时，不可执著）；舌顶上颚，意想玄膺穴；片刻，津液即充盈口腔内；搅舌，以滋润口腔。

最后，咽津、咽气于下丹田：仰头（百会后仰，液气似乎上行），以令液气滋润百会、脑海；直头（头正直竖），随即咽液气于喉管（哽咽有声），直下任脉，经天突、膻中、中脘、神阙、气海，而至腹部下丹田，感应其"液气之微弱动静"（前后微弱动荡、凹凸动荡），以增益"液气之运化"功能，进而令下丹田内气、肾气充盈，五脏、身躯自然得到滋养，精神自然旺盛。

第二种，先贤们的主要咽津方法。其方法十分多样，现仅择选五种，供读者自修。

1. 咽津，调治五脏、身躯疼痛、不适的方法：

常以生气时，咽液二七过，按体所痛处。每坐常闭目内视，存见五脏六腑，久久自得分明了了。(孙思邈《摄养枕中方·导引》)

这是说，五脏、身躯有不适处、痛处时，可内视之、手按之；在生气的时间（古人认为上午子丑至午时是生气的时间），可吞咽津液其处，润之、攻之、化之；久久坚持下去，将获得大大收益。

2. 咽津、含光，调治疑难病症的方法：

凡夜行及眠卧心有恐者，存日月还入明堂（明堂：含义颇多，这里应指下丹田），须臾百邪自灭。山居恒尔（常住深山老林的人），凡月五日夜半，存日象在心中，日从口入，使照一身之内，与日光共相会合，当觉心腹霞光照映；毕，咽液九遍。到十五日、二十五日，亦复如是；自得百关通畅，面有玉色。……一月勿废，使人聪明朗彻，五脏生华。(孙思邈《摄养枕中方·行气》)

这是说，咽津可以独立进行。夜行、睡眠时心里感到恐惧害怕的人，存想太阳月亮照耀于下丹田中，一会儿，百邪就会自然消失；长期住在深山老林中的人，可在每月初五日（或夜中），存想太阳从口中进入，普照全身，而与阳光融会在一起，并觉得霞光照映心腹整体，明洁、爽适；存想之后再咽津九遍。

平常，每到阴历十五日、二十五日，都这样做一遍，如此即可令面色润泽如玉。坚持修持不荒废，可使人聪明智慧，五脏明洁、有光。

3. 咽津，通畅任督二脉的方法：

> 东向坐（注：实以南向坐或北向坐为佳），仰头不息五通（五通：冥想与五脏之气相通、相融），以舌撩口中（撩：搅动），漱满二七，咽。继引肾水，发醴泉，来至咽喉。醴泉甘美（津液甜美），能除口苦，恒香洁食，甘味和正。久行不已，味如甘露，无有饥渴。（隋代医学养生家巢元方《诸病源候论·漱咽》）

这是说，起先，意在丹田，然后由命门而上至夹脊、玉枕，而百会（督脉路线）；含津在口腔搅荡十四下，再咽津下承浆、廉泉、膻中、中脘、神阙、气海（关元），而入下丹田（任脉路线）；于此，可感应或冥想其动静一会儿，将收到"循行不已、益身躯"之大效应。

4. 咽津，通畅诸经、窍穴的方法（此可视为"大周天运化法"），如咽津、咽气同行，则可致"辟谷"，而令养生得到超俗妙效。

辟谷，亦称断谷、绝谷、休粮，即不食五谷的意思（五谷：黍——黍子、黄米或叫玉米，即包谷；稷——粟，即谷子；麦；豆；稻）。为什么不食五谷呢？因为古之修道者认为"五谷、五味"为"五毒"。

《辞海》对"辟谷"亦有明确阐释："据称，为中国古代的一种养生方法。辟谷时，……并须兼做导引等工夫。《史记·留侯世家》：'留侯性多病，即导引不食谷。'……后为道教承袭，当作'修仙'方法之一。该教谓，人体中有三条虫，亦称三彭、三尸，靠五谷而生，危害人体，经过辟谷修炼，可以除去'三虫'，达到'长生不死'。"

如何咽津、咽气而进入辟谷之境呢？常云："气饱不思食，津饱濡百窍（濡：rú 滋润）。"这是说"调息、调气"至充盈时，饮食会逐渐减少，而至绝谷状态；并伴之不断咽津，自然能获得超凡效应。

现引述两段文字，即两种咽津、咽气辟谷方法，来阐述其具体修持步骤。

其一，逐步咽津、咽气"辟谷"法。

该方法据传为京黑先生所撰授。《道藏·神仙食气金柜妙录》中所载"咽津、食气辟谷法"，即作了具体阐述：

先合口引之（舌顶上颚，合口引来丰盈津液），纳气咽之（纳气：容纳下丹田之气，与津液一起，下咽腹中），满三百六十已（咽津、咽气要满三百六十口），不得减（不得少于三百六十口）。此咽，多多益善。能日咽至千，益明（更加明净）。

咽而食，日减一餐；十日后能不食也。后，气常入不出，意气常饱（全饱不思食）。

不食三日，腹中悁悁若饥（悁悁：yuān 闷闷不适），或小便赤黄。取好枣九枚，或若好脯如枣者九枚；念食，啖（同啖：dàn 含在口中）一枚，或二枚至三枚；一昼一夜，无过九枣。心中不念食者，不须啖也。

动 静 之 间

> 常含枣核受气（受气：纳气、调动肾气充溢），令口中行津液，嘉（非常好）。

上述文字有四层意思：

1. 咽津、咽气要一起配合进行：其下咽次数至少为三百六十口；多多益善，每日如能咽至千口，便能令养生效应进入虚静境界。

2. 进入"气饱不思食"的境界：此时，饮食可逐日减少一餐；至第三天乃至第十天，即可达到"气常入不出，意气常饱"的明净、清爽境界。

3. 断食时，如腹中感到"闷闷不适"，可含好枣一两枚，产生津气时，可随机咽下腹中，但每日不超过九枚。

4. 口中含枣，颇有益处：其益在于受气添津。大枣性甘、微温。有补脾和胃、养心益气、调和营卫等功效；含蛋白质、糖类、有机酸和维生素A、B2、C等，对体虚者很适宜，被誉为"活的维生素"。

其二，随机咽津、咽气"辟谷"法。

这种方法是指在受气充沛（炼气充沛）的情态下，伴随咽津一起随机进行"辟谷"。对此，《云笈七签·休粮诀》一文有明确阐述：

> 凡欲休粮（休粮：断谷、辟谷），但依前勤修，三年之后（《云笈七签》中，认为"气津修炼"可以互相运化，实修三年之后可以功成，即达到"气化为津，津化为血，血化为精，精化为髓，髓化为筋"的境界——练功入骨髓之

内养境界），正气流通，髓实骨满（髓骨结实，富有弹性），百神守位，三尸遁逃（三尸：危害人体上、中、下之三条塞邪之虫，此为道家祛邪说法）。如此，渐不欲闻五味之气，常思不食。欲绝则绝，不为难也。

这段文字主要说明了两个修炼步骤：

首先，应锻炼自身内气充沛、丰满，随之清甘津液常咽。古人认为，上述修炼是"辟谷"的前提，同时提出修持最好持续约三年之久，但这只是一个大概年数，不可执著。

咽津在前文已有颇多论述。炼气，是养生、辟谷中的要害问题，为人生健康长寿的"上药三品"之一（上药三品：元神、元气、元精，即常云的精、气、神），历来为众家所重视。如何炼气呢？通常的办法是"神息相依"，具体步骤请参阅第七章"调息静坐"中的内容。

其次，随机地进行"辟谷"。在上述炼气有成、津液常咽的情态下，即可进行"欲绝则绝"的"辟谷"。"欲绝则绝"，这四字写得很有"修炼品位"。辟谷吗？我可以"想辟就辟"，这并不是什么难事。

综上所述，辟谷并不神秘，它是人们清洗胃肠、排邪祛秽、调理病疾，甚至是净化心智的简便方法。当然，我们也应同时注意古人的提醒——"审能行之可长生"，不可愚顽地进行。"审能行之"这四字是他们的亲身修炼经验，始终要细心、审慎应对辟谷过程。

放松功

> 松字运全身，百脉皆通顺；
> 心肾得将养，神清又气爽。

这几句顺口溜，说明了放松功的方法和效应。你劳累了吗？有点烦闷吗？骨节僵硬吗？常做"放松功"，也许能收到理想的效应。

放松功，站立、坐卧都可进行。什么是放松呢？它与紧张相反。前者令我们身心轻松、松爽、舒适，甚至能与自然界同虚旷而宽松自如；后者，则令我们身心紧缩、紧张、气血凝滞，邪气渐临，而一些病灾即可能乘虚而入。

放松功的修持，众家各有不同修法。从个人的实践体会来看，我觉得下述放松方法是可行的：

1. 端正自我的站、坐、卧姿势，松静自然，排除杂念；

2. 咽气、咽津：参见前节咽气、咽津方法；

3. "感应"下丹田的动静：凹凸起伏之紧松动静，感应一会儿后，意念即慢慢从腹部转向头顶的百会穴，默念"头顶松"，同时想象头顶真的在放松……

以下，即按身躯结构部位，逐一内视，逐一默念"松、松、松"：

1. 头部：头部整体→耳→眼→舌尖→嘴唇→鼻等依次放松，"松、松、松"；

2. 颈椎：七节，逐节放松；

3. 手三阴、手三阳：肩井→两肩→两肘→两腕→两掌→手

指、指尖等"松、松、松";

4. 三焦：大椎吸、天突松（用"吸松"即"调息法"令该处得到松弛锻炼）→上焦"松、松、松"，同时意想"心俞吸、膻中松"（令此部位窍穴，得到进一步的松弛锻炼）;

5. 中焦"松、松、松"，同时意想"脾俞吸、中脘松"（令此部位窍穴，得到进一步的松弛锻炼）;

6. 下焦"松、松、松"，同时意想"阳关吸、气海松"（令此部位窍穴，得到进一步的松弛锻炼）;

7. 会阴"松、松、松";

8. 足三阳、足三阴：两胯根→两膝→两踝→两足掌"松、松、松"，主要是涌泉"松、松、松"。

9. 在涌泉感应一会儿，又可移至百会穴，继续按上述松弛路线运行，一般可练三遍。

练完后，意念可慢慢从脚掌（或涌泉）上移至下丹田（腹部中央）；同时感应、内察咽气、咽津于下丹田的凹凸起伏之动静；睁眼，慢慢拍打腹部；收功。

经络疏导功

经络，为人体经脉和络脉的总称，是气血运行的通路。经脉如路径，为纵行的干线，络脉如网络，为横行的分支。它们纵横交叉，循行于人体之内，组成了一个有机联系的系统。它是否通畅，常常是决定人之健康与否的根本因素。

《灵枢经》说："经脉者，所以决生死、处百病（调理、排除百病）、调虚实，不可不通。"而"上工治未病"、"凡事预则立"、

"防患于未然"，是人们日常的口头语，也是智慧养生的基本原则。关注自身经络，进行深入骨髓的锻炼，我们的五脏、四肢、五官、皮毛、筋肉、血脉等将得到最佳的保养效应。

让我们先掌握一些经络常识。人体经络，主要分为十二心经和奇经八脉。本疏导功法，即依此而构思。

一、关于十二经脉

《灵枢经·海论》说："夫十二经络者，内属于脏腑，外络于肢节。"这说明脏腑、四肢、百骸间的密切联系，主要是通过十二经脉进行的。现列表于下，供读者理解（请对照后面人体解剖图、十二经脉图、奇经八脉图进行理解）：

	阴经（属脏为里）	阳经（属腑为表）
手三阴三阳	太阴肺经	阳明大肠经
	厥阴心包经	少阳三焦经
	少阴心经	太阳小肠经
足三阴三阳	太阴脾经	阳明胃经
	厥阴肝经	少阳胆经
	少阴肾经	太阳膀胱经

下面以另一种方式编排，以便大家记忆：

十二经脉 { 手三阴经：手太阴肺经、手厥阴心包经、手少阴心经
手三阳经：手阳明大肠经、手少阳三焦经、手太阳小肠经
足三阴经：足太阴脾经、足厥阴肝经、足少阴肾经
足三阳经：足阳明胃经、足少阳胆经、足太阳膀胱经

二、关于奇经八脉

奇经八脉与人体健康的关系尤为重要。明代著名药物学家

李时珍对八脉的作用尤为重视，他在《奇经八脉考·八脉》中说："……是故医而知乎八脉，则十二经（经脉）、十五络（络脉）之大旨得矣；仙而知乎八脉，则虎龙升降（虎：指下丹田中之元精、肾气、卦象为☵，属水；龙：元神，常指心中之意念、灵念，卦象为☲，属火。虎龙升降，即水火升降。养生之道，则常表述为水火既济、心肾相交），玄牝幽微之窍妙得矣（玄牝：吐纳调息，如胎息、龟息等，近似今人所谓深呼吸）。"这是说，众家各派都应懂得"八脉及其运化"：医家懂得它，就掌握了全身经脉、络脉运化机理的要旨；修道的仙家、养生家懂得它，就掌握了"虎龙交配"（水火既济、心肾相交）、"补脑"和"幽静无为"的窍门。

奇经八脉中，有多种运化机能，但以任、督二脉为主要，所以在《奇经八脉考·督脉》一文中，李时珍又特别写道："人身气血往来循环，昼夜不停。医书有任、督二脉，人能通此二脉，则百脉皆通。……鹿运尾闾，能通督脉，龟纳鼻息，能通任脉，故二物皆长寿。"

因此，希望读者要懂八脉运化之道，特别是要懂随机地运化任、督二脉之道；李时珍认为这是龟、鹿长寿之道。我们不可忽视其锻炼机理、方法。

奇经八脉究竟为何？现用下表说明：

躯体前后	任脉　督脉
躯体中部	冲脉
躯体腰部	带脉
躯体上下部	阴维脉　阳维脉　阴跷脉　阳跷脉

三、关于十二经脉、奇经八脉的疏导、锻炼方法

我根据先贤们的养生思路，构思了下述拳式的操作步骤；按部就班，坚持练习，自然会收到独特的健身益智效用。

（一）十二经脉的疏导、锻炼方法

1. 咽津、调息；感应下丹田动静。

2. 运化督脉：主要以前后蠕动脊椎24关节为主。脊椎前后蠕动（从长强开始；计5个关节）→胸椎前后蠕动（从命门上行，计12节，此为五脏六腑腧穴所居）→颈椎前后蠕动（从大椎上行，计7节；颈椎病者，可多做蠕动）→头顶百会（停顿一会儿，感应一会儿；有强化治疗头部诸疾的功能）。

3. 运化任脉：仰头，目内视百会→正头咽津→润化喉管→下行天突、膻中、中脘→神阙、气海、关元、中极→会阴→吸气上行至下丹田，感应一会儿（以强化肾气功能）。

4. 运化手足三阴三阳之十二大关窍：

（1）站式运化、揉动：以两腿之三大关节之揉动（下肢），带动两臂之三大关节之揉动（上肢），即揉动两胯，带动两肩→揉动两膝，带动两肘→揉动两踝，带动两腕。

（2）走步运化、揉动：揉动方法如站式，不过改为走步而已。走步时，前后左右均可，进步退步均可。意念微微、恍惚之间，另有一片健康长寿之天地："行云流水何处去？四面八方任自由。十二经脉如何了？气血畅通我悠悠。"

（3）站立一会儿：咽津下丹田，感应其动静，收功。

附注：这种运化、揉动"四肢之十二大关节、窍穴"之锻炼方法、效应，望勿小视。"十二大关节"汇集了十二经脉中的大要窍穴；锻炼、揉动之，既能方便地打通十二经脉，更能令

全身大关节、进而令全身筋骨得到理想锻炼，自然而然地实现"抻筋拔骨"——周身筋骨柔弱、坚实，而富有弹性活力。我曾依此调理了许多筋骨疾病并应对了突然的磕碰、摔跌。

四肢十二大关节，汇集了什么"大要窍穴"呢？现附录于此，望你对照后面的"经脉腧穴图"，进行参悟、修炼！

（甲）上肢锻炼、揉化的主要关节、穴窍

（1）肩部、胳肢窝穴窍：巨骨、臑俞、肩贞、肩髃、肩髎，特别是极泉；

（2）肘部穴窍：曲泽、尺泽、曲池、肘髎、天井、小海、少海，兼及手三里；

（3）腕部穴窍：神门、大陵、太渊、列缺、阳溪、阴池、养老、阳谷，兼及合谷、内关、外关。

笔者体会，在锻炼、揉化过程中，如注意下述手势的运用，其修持效果将更有所增益：

（1）如握"子午诀拳头"，则可炼童子功及子午功。"子午诀拳头"，即大拇指触交于无名指底根处，所握成的拳头。此时，如冥想童年时之纯真形态而揉化锻炼，则可形成童子功。平常，行动时，如冥想此时正是"子时或午时"而揉化锻炼，则可形成"子午功"效应。子、午二时辰，分别为胆、心流注时间，握此"子午时辰拳"进行揉化、活动，则可强化胆之"胆汁、脂肪消化，排邪，胆气壮盛"之功能，以及心之"主血脉、主神明"之统率功能。

（2）如中指点按"劳宫"，而松紧握拳，则可顺之强化心脏之本能功能。

（3）如两手指尖端相触接，形成钩拳而修炼，则可强化其"十

动　静　之　间

宣"功能，而顺势调治休克、晕厥、中暑、癫痫、手指麻木等疾。

（乙）下肢锻炼、揉化的主要关节、穴窍

（1）胯部穴窍：阴廉、急脉、气冲、冲门、府会、维道、五枢、居髎、环跳，兼及会阴、长强；

（2）膝部穴窍：梁丘、血海、鹤顶、犊鼻、内膝眼、膝阳关、委中、阴谷、曲泉，兼及阴陵泉、阳陵泉和足三里；

（3）踝骨部穴窍：太溪、照海、商丘、中封、解溪、丘墟、申脉、昆仑，兼及三阴交、涌泉。

由上，可知上下四肢"十二大关节"中所含包的穴窍较多，它们名称各异，穴位各异，效用各异；在揉动锻炼中，如能了解一下这些穴窍的意义、作用，则将进一步加强自我锻炼的兴味和效能！

（二）奇经八脉的疏导、锻炼方法

奇经八脉与十二经脉联系运作，其效用最佳。如果时间不够，亦可独立运作奇经八脉。运作时，站、坐、卧式均可。

奇经八脉的运作方法很独特，常以"调息呼吸"方式进行——用五口气运作（气：呼吸吐纳；五口气，五次呼吸吐纳），以带动八脉的运化、流转（打通奇经八脉）。

起始：松静自然，咽津下丹田，感应下丹田凹凸起伏的动静，缓慢地进行下述步骤：

1. 第一口气运化（打通）任督二脉

意念由下丹田移至会阴（感应一会儿），**吸气**：长强→阳关→命门（关联肾俞），悬枢（关联三焦俞）→脊中（关联脾俞）→筋缩（关联肝俞）→至阳（关联膈俞）→神道（关联心俞）→身柱（关联肺俞）→大椎→哑门→玉枕→百会（感

第五章 生活起居功

应一会儿，以养脑、健脑，治疗头部诸疾）；再加上前额之水沟，即为督脉运行路线。

接着，打通任脉：闭目、仰头、内视百会；正头，而下行至水沟；咽津，呼气：廉泉→天突→而下行之膻中→中脘→神阙→气海→关元→中极→会阴（感应一会儿）。

2. 第二口气运化带脉、阳维

吸气：会阴→神阙→分左右两边沿带脉一圈→命门（双掌照应，感应一会儿）→夹脊→两肩肩井（停住感应一会儿）；

呼气：两肩肩井外侧→两肘外侧→外关→过中指→两掌劳宫穴（感应一会儿）。

3. 第三口气运化阴维

吸气：两掌劳宫穴→内关→胸前两乳乳尖部（感应一会儿）；

呼气：膻中→中脘→神阙→会阴（感应一会儿）。

4. 第四口气运化冲脉

吸气：会阴→直上胸部中央（感应一会儿）；

呼气：胸部正中，直下会阴（感应一会儿）。

5. 第五口气运化阳跷、阴跷

呼气：双掌外分，沿两腿外侧，以一定渗透力按摩至申脉（足外踝下凹处）→双足背、足尖→涌泉；

吸气：涌泉→双掌沿两腿内侧，以一定按摩渗透力上行→会阴（上行）→腹部中央（下丹田）→阳关穴（腰椎）；接着呼气（仍在腹部中央），并感应其呼吸运作之动静（其凹凸起伏动静）；

忘掉上述吸凹呼凸之动静，……逐步进入虚无、虚净境界（时间长久，不拘）；

咽津，抖动全身（以腰椎为轴心），收功。

四、人体经络疏导、锻炼图

对十二经脉运化锻炼功法、奇经八脉运化锻炼功法的运行路线、穴位，上文已给出明确说明。

但，先贤们常云："养生，贵在有自知之明。""知明"些什么呢？笔者的体验是，要"知明"自己的躯体结构；要"知明"自己的经脉气血运行路径；要"知明"主要健身穴窍……这对于健身、益智有直接的关系。下面，即集录了一套比较完整的人体经脉径向图，请对照上述修炼原理、功法，进行体修、体悟。

（一）关于人体躯体结构图

1. 人体骨骼图

下页为人体全身骨骼图。骨骼性属刚坚，能支持形体，为人身之支架；这种作用的发挥，依赖于髓的滋养；若精髓亏损，骨则失其所养，形体即不能久立、久行，甚者，骨关节痛、骨髓炎、骨痹等骨疾也将随之而至。

肾主骨，生髓，髓藏于骨中，故骨属奇恒之腑（指脑、髓、骨、脉、胆、女子胞六者；前人认为这些都是贮藏阴精的器官，似脏非脏，似腑非腑，所以将它们看作异乎平常之腑）。

从锻炼的角度说（也是佛家学说），可对全身骨骼进行"白骨观"，以净化思虑，滋养肾脏，刚健骨架，养颐精髓，令身心达于自然纯净之健康、益智境界。其修法大致为：

（1）坐、卧、立：排除杂念，静虑存想"自身血肉完全朽坏，惟存白骨"。

（2）静虑存想层次：周身血肉脱落、朽坏（脚掌、大小腿部血肉→身躯血肉→手掌、大小臂血肉→头部血肉等均脱落、朽坏）；继而，五脏六腑血肉脱落、朽坏；只存周身白骨，并观想一会儿骨架，以逐一观照清晰为妙。

（3）进之，可观想骨架被火烧尽，化为灰土……灰土。

（4）继而，忘掉灰土景象，忘掉一切，逐步进入虚无境界……虚净境界……（通常，此境界愈长，其修炼幻景愈多、愈妙；恍惚无欲地练下去，对心灵的净化、内气的充盈、灵智的孕育等，也许会有其自在效应）。

（5）自我暗示：咽津于下丹田，慢慢收功。

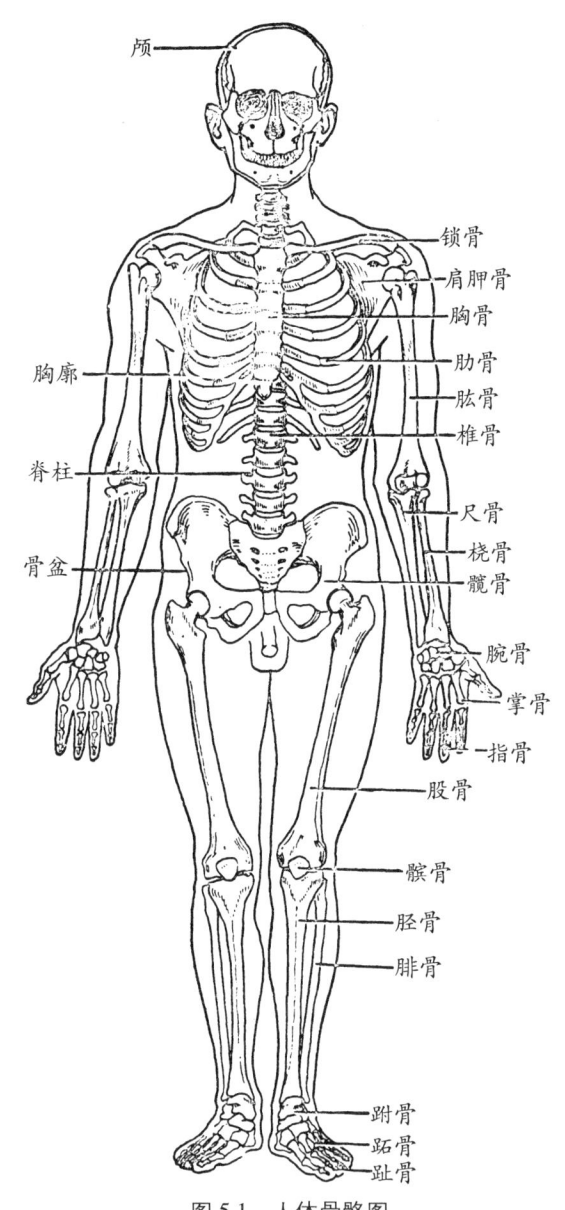

图 5.1　人体骨骼图

2. 人体脊椎图

养生家、道家、医家又将脊椎称为督脉。主要包括颈椎 7 节，胸椎 12 节，腰椎 5 节，共计 24 节；有支撑躯干，保护、调理内脏器官（五脏），保健四肢及益智的作用。脊椎内"椎管"容纳脊髓，语云"练功入骨髓"，望读者体认、体修。

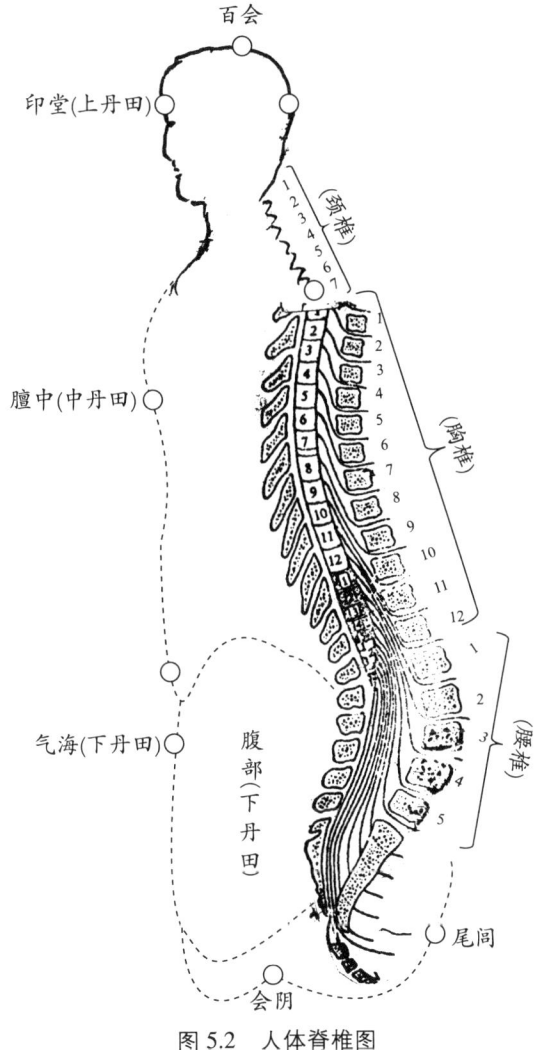

图 5.2　人体脊椎图

与前胸联系体认、体修，即构成"打通任督二脉"之躯体修持。通常，亦有闯修"后三关"（尾闾→夹脊→玉枕；上行至百会），继而前下"前三关"（印堂→膻中→气海；进入下丹田、腹部中央）之修持，先贤们常称此为"小周天"修持。

3. 人体血液循环系统图

血液，流动于心脏和血管中的不透明红色液体。其主要成

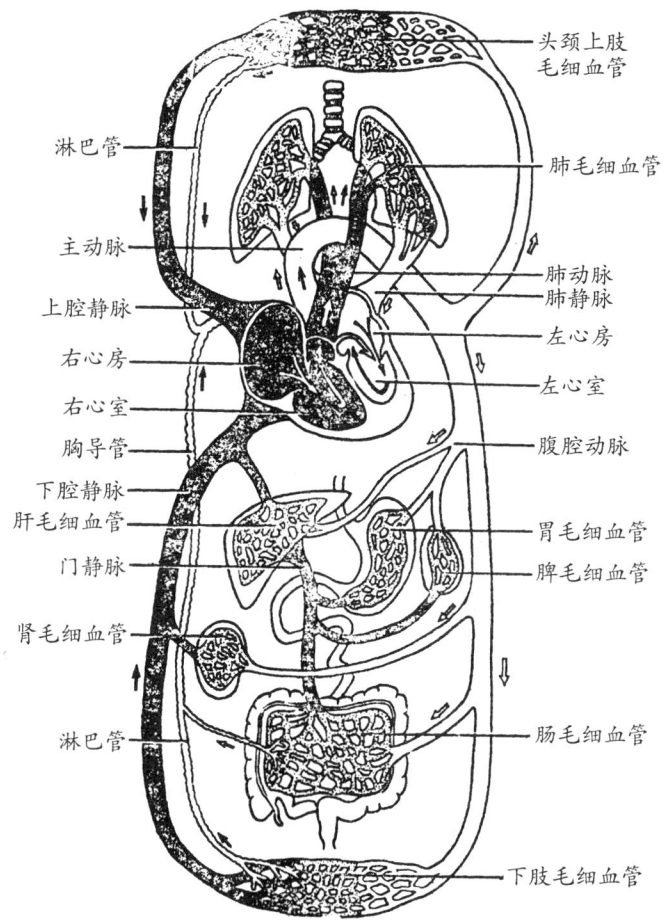

图 5.3 人体血液循环系统图

分为血浆、血细胞和血小板；其功能为营养组织、调节器官活动，防御有害物质伤袭。

其功能如何完成呢？这就是我们常说的"令血液循环正常运行"的修持问题。

血液循环，指血液依靠心脏搏动，在心脏、血管内周而复始地流动的过程，将气和营养物质送到全身组织和器官，又将二氧化碳及其他代谢物运至呼吸系统和排泄系统。这种循环分为两种：(1) 体循环（亦称大循环），血液从心脏的左心室出发，沿主动脉、动脉，流经全身（肺除外）的毛细血管进行物质交换，再循静脉、大静脉、腔静脉回到右心房入右心室；(2) 脉循环（亦称小循环），血液从右心室出发，沿着肺动脉到肺部的毛细血管进行气体交换，再循肺静脉回到左心房而入左心室。

如何体修呢？可用冥想（或观照）或呼吸吐纳法实现"血液循环系统"的运行修炼（具体办法，请参阅冥想法或调息静坐法，自行探索进行）。

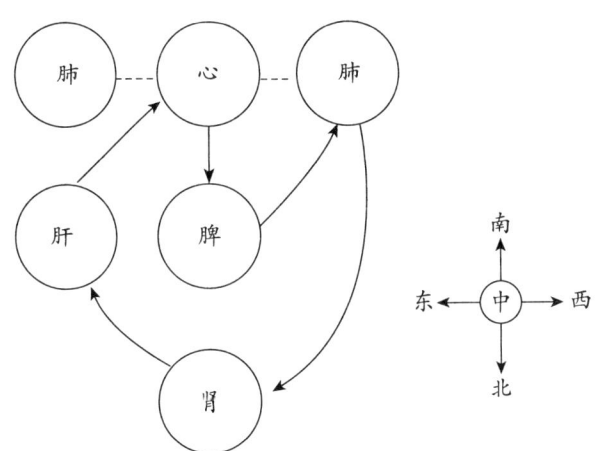

图 5.4 五形五脏相生运化图

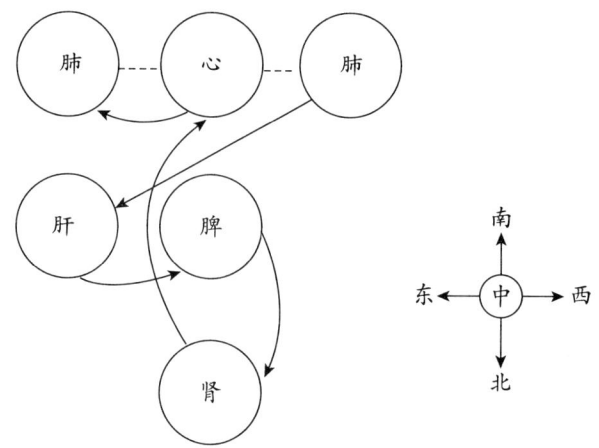

图 5.5　五形五脏相克制化图

4.人体五形五脏生克制化图

这两个生克制化图，在养生修炼中为内炼的必修课题。

后面的"五脏运化功"，即当参照图中的路线运行。

（1）五形五脏相生运行路线

肾（水）→肝（木）→心（火）→脾（土）→肺（金）→肾（水）。

（2）五形五脏相克（相济）运行路线

肾（水）→心（火）→肺（金）→肝（木）→脾（土）→肾（水）。

这两种修持路线，各有其健身、益智意义；相生路线，为相益、相补效应；相克路线，则为克制、排泄，从而完成相济、交泰效应（如水火既济、地天交泰）。

（二）人体经脉腧穴图

1.人体十二经络穴窍图

上述"十二大关节、穴窍"的揉动练法，系一种模糊理念，即囫囵吞枣的通经活骨的方便功法；但，如想甚为微妙，"玄之又玄"，当深悉深悟"十二经络、穴窍的走向路线"。也可以单独地进行某一条经脉的打通修炼,如近来脾胃不好时,即可单独地打通修炼"足阳明胃经"或"足太阴脾经",如此即有可能及时改善胃、脾消化、运化功能;余者可类推修炼。

首先,应明晰十二经脉总体循行、走向规律,现以图式说明如下:

```
┌→ 手太阴肺经 → 手阳明大肠经 → 足阳明胃经
│ → 足太阴脾经 → 手少阴心经 → 手太阴小肠经
│ → 足太阳膀胱经 → 足少阴肾经 → 手厥阴心包经
└─ → 手少阳三焦经 → 足少阳胆经 → 足厥阴肝经 ┘
```

其次,应熟知"每一经脉的走向路线、穴窍";这有点麻烦,需要耐心理解。下面,即以图形、文字进行对应说明。

参看图5.6,观想手太阴肺经走向路线:

(1) 练功姿势:静坐(盘坐)。

(2) 咽津:咽津于下丹田中,感应其动静。

(3) 观想肺经走向路线——沿着图中路线进行:

①中焦(中脘)→ ②(向下联络大肠)→ ③ → ④ → ⑤ → ⑥ → ⑦ → ⑧ → ⑨ → ⑩少商。

接着,观想合谷,下行与食指内侧"商阳"相接(与手阳明大肠经相接)。

(4) 本经主要调理疗效:喉、肺、胸诸疾,如咳嗽、气喘、肩痛、小便频数等。

参看图5.7,观想手阳明大肠经走向路线:

(1) 练功姿势:静坐(盘坐)。

(2) 咽津:咽津于下丹田,并感应其动静。

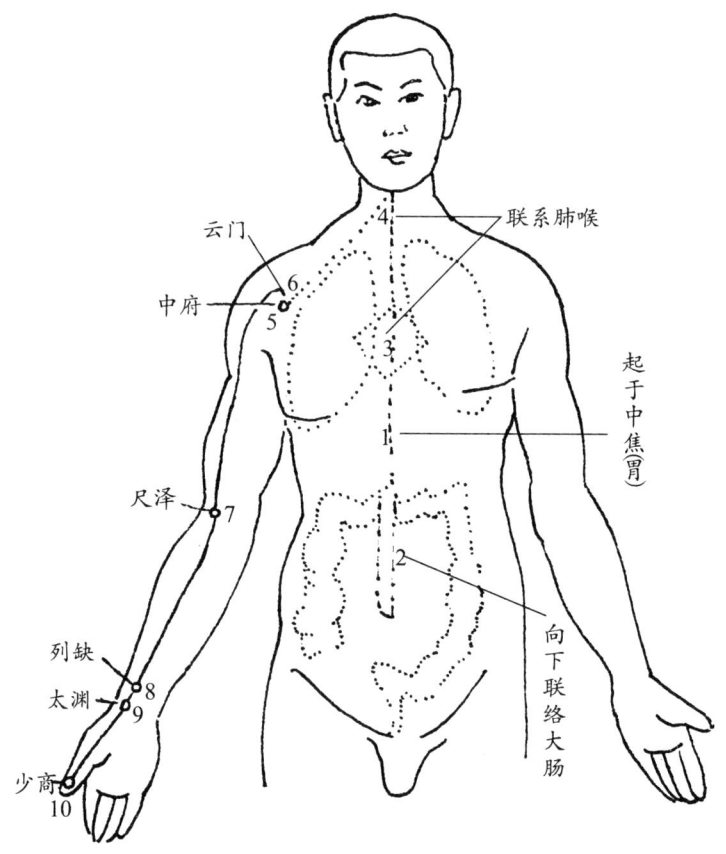

图 5.6　手太阴肺经走向路线

（3）观想大肠经走向路线：

①商阳→②→③→④→⑤→⑥→⑦→⑧→⑨（联络肺脏）→⑩迎香（鼻孔两侧，与足阳明胃经相接）。

（4）本经主要调理疗效：五官、咽喉、热疾等病的调治，如牙痛、喉痛、鼻血、口干、目黄、肩痛、腹痛、肠鸣、便秘等。

参看图 5.8，观想足阳明胃经走向路线：

（1）练功姿势：静坐（盘坐）。

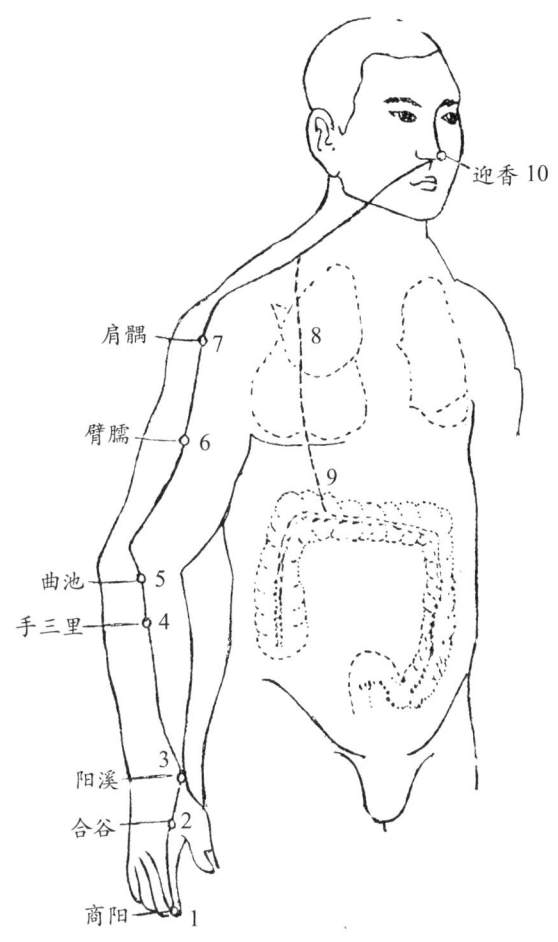

图 5.7　手阳明大肠经走向路线

（2）咽津：咽津于下丹田，并感应其动静。

（3）观想胃经走向路线：①头维→②→③→④→⑤→⑥→⑦→⑧→⑨→⑩→⑪→⑫→⑬→⑭→⑮→⑯→⑰→⑱厉兑（进入人趾内侧隐白穴，即与足太阴脾经相接）。

（4）本经主要调理疗效：可主治胃肠病，目、鼻、口、齿痛，神志病等，如高热出汗、头痛、惊悸、鼻血、口渴、咽肿痛、

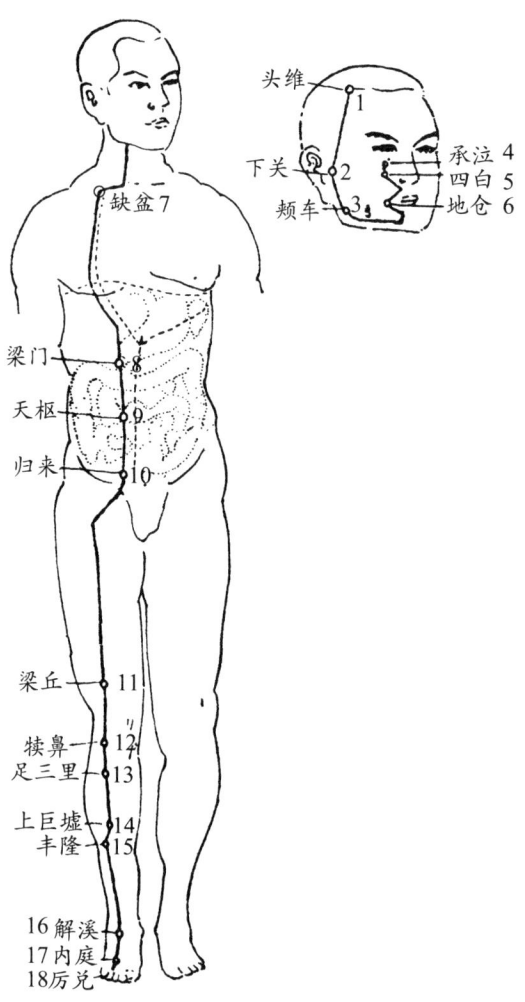

图 5.8 足阳明胃经走向路线

腹脘胀满、胃痛等疾。

参看图 5.9，观想足太阴脾经走向路线：

（1）练功姿势：静坐（盘坐）。

（2）咽津：咽津下丹田，并感受其动静（起伏、凹凸、鼓荡）。

（3）观想脾经走向路线、主要穴窍：

①隐白→②→③→④→⑤→⑥→⑦→⑧（联络脾胃）→⑨→⑩入舌下→⑪胃上膈→⑫住入心中（与手少阴心经相接）。

（4）本经主要调理疗效：主治脾胃病，妇科病等，如胃脘痛、食呕、嗳气、下肢肿胀、黄疸、大便溏泄、身重无力等。

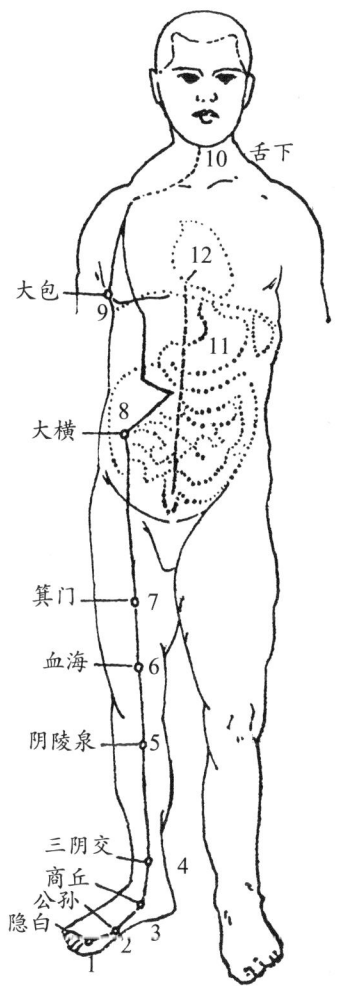

图5.9 足太阴脾经走向路线

参看图 5.10，观想手少阴心经走向路线：

（1）练功姿势：静坐（盘坐）。

（2）咽津：咽津下丹田，并感应其动静（起伏、凹凸、动荡）。

（3）观想心经走向路线、穴窍：

①心脏→②（联络小肠）→③过咽喉上行→④眼球（联络脑部）→⑤→⑥→⑦→⑧→⑨少冲（与手太阴小肠经相接）。

（4）本经主要调理疗效：主治心、胸、神志诸疾，如心痛、咽干、目黄、胁痛、手心发热等病。

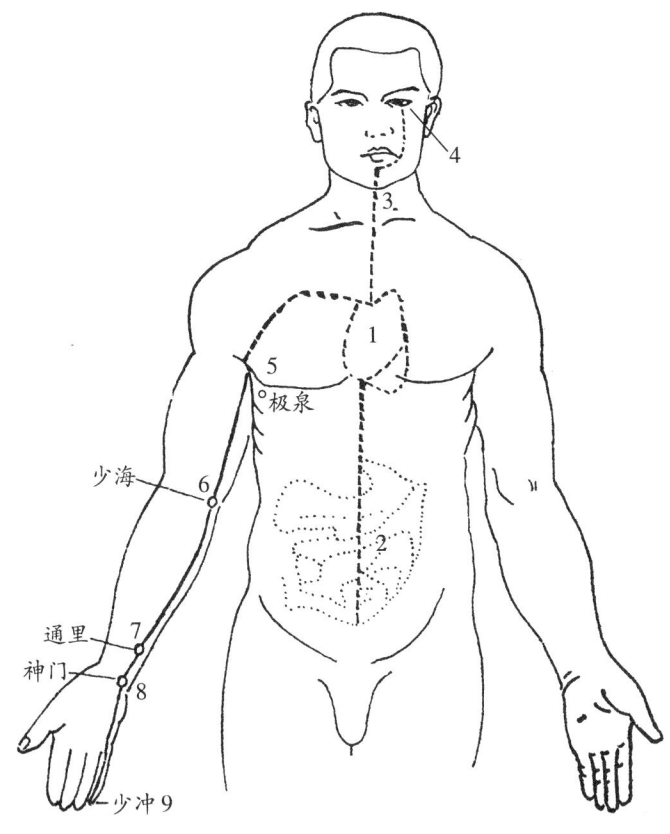

图 5.10 手少阴心经走向路线

参看图 5.11，观想手太阳小肠经走向路线：

（1）练功姿势：静坐（盘坐）。
（2）咽津：咽津下丹田，并感应其动静（起伏、凹凸、动荡）。
（3）观想小肠经走向路线、穴窍：

①少泽→②→③→④→⑤→⑥后出大椎→⑦回至缺盆→⑧下行至心脏→⑨至胃→⑩至小肠→⑪→⑫听宫→⑬→⑭睛明(与足太阳膀胱经相接)。

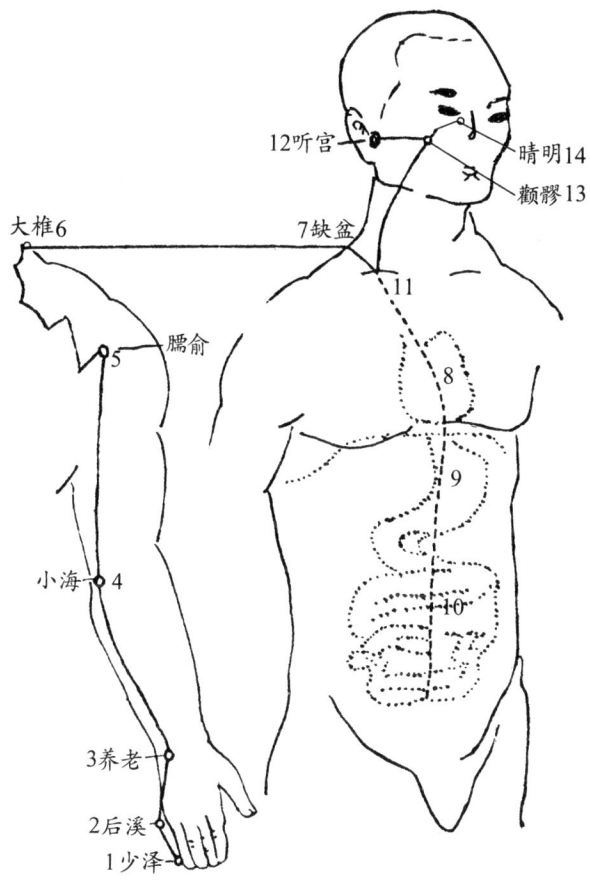

图 5.11　手太阳小肠经走向路线

（4）本经主要调理疗效：主治头、项、目、咽喉病，热病，神志病，如小腹痛、耳袭、颊肿、咽痛、肩臂外侧疼痛、头颈不能转动等症。

参看图 5.12，观想足太阳膀胱经走向路线：

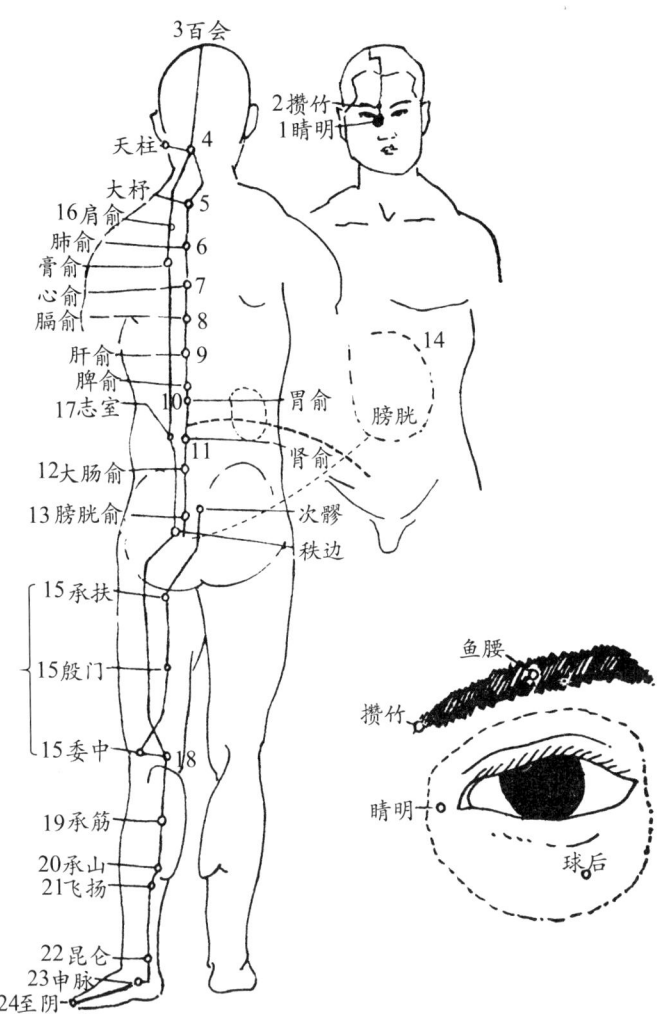

图 5.12　足太阳膀胱经走向路线

(1) 练功姿势：静坐（盘坐）。

(2) 咽津：咽津下丹田，并感应其动静（起伏、凹凸、动荡）。

(3) 观想膀胱经走向路线、穴窍：

①睛明→②→③→④→⑤→⑥→⑦→⑧→⑨→⑩→⑪肾俞→⑫→⑬→⑭前入膀胱→⑮下行承扶、殷门、委中→⑯上行肩俞→⑰→⑱→⑲→⑳→㉑→㉒昆仑→㉓申脉→㉔至阴（与足少阴肾经相接）。

(4) 本经主要调理疗效：主治头、项、目、背、腰、下肢部病症，如小便不通、遗尿、癫狂、眼球胀痛、见风流泪、鼻涕、鼻血、半身不遂、下肢后侧疼痛等疾。

参看图 5.13，观想足少阴肾经走向路线：

(1) 练功姿势：静坐（盘坐）。

(2) 咽津：咽津下丹田，并感应其动静（起伏、凹凸、鼓荡）。

(3) 观想肾经走向路线、穴窍：

①涌泉→②→③→④→⑤→⑥→⑦→⑧肾→⑨膀胱→⑩→⑪入舌根→⑫下入肺部、联络心脏（与手厥阴心包经相接）。

(4) 本经主要调理疗效：肾、肺、前阴、妇科、喉咙等症，如肾虚、下肢无力、足心热、头昏目眩、心痛、咽肿、腰脊疼痛、便秘等。

参看图 5.14，观想手厥阴心包经走向路线：

(1) 练功姿势：静坐（盘坐）。

(2) 咽津：咽津于下丹田，并感应其动静（起伏、凹凸、动荡）。

(3) 观想心包走向路线、穴窍：

①起于胸中（上焦）→②③向下联络中焦、下焦→④回到胸中→⑤天池→⑥→⑦→⑧内关→⑨中冲（至劳宫，上行至无

第五章 生活起居功

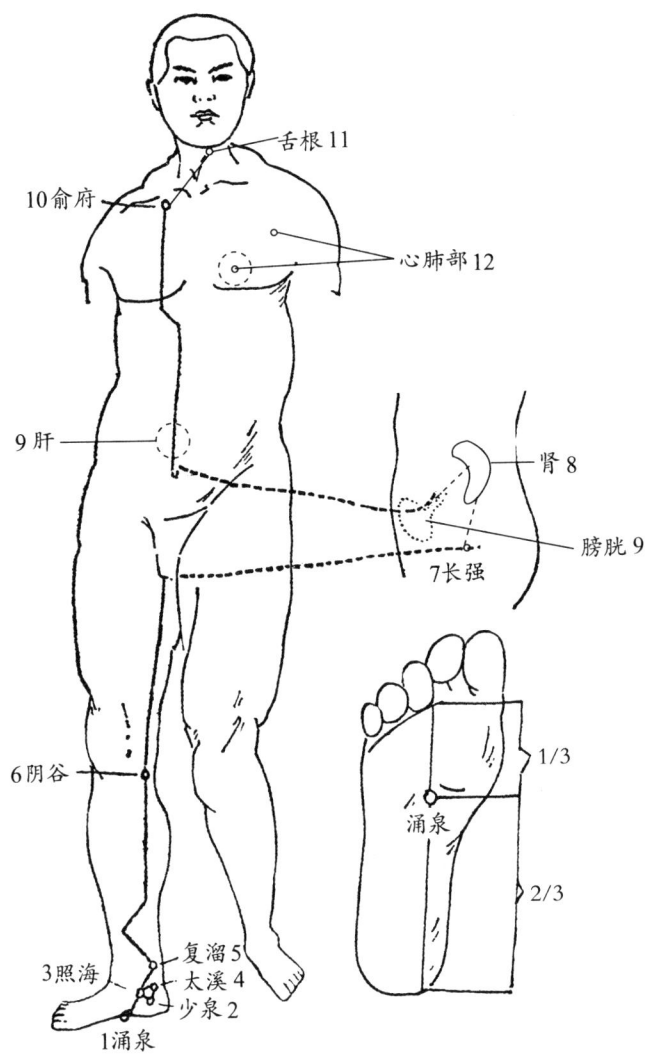

图5.13 足少阴肾经走向路线

名指端关冲,与手少阳三焦经相接)。

(4)本经主要调理疗效:主治心、神志、胸、胃等症,如心痛、心烦、心悸、胸闷、面赤、精神失常、上肢痉挛、手心热、腋肿等。

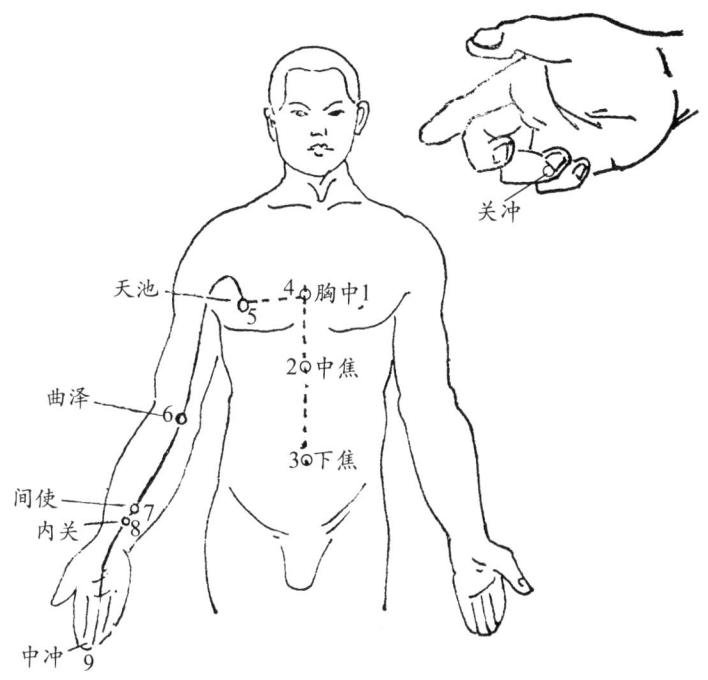

图 5.14 手厥阴心包经走向路线

参看图 5.15，观想手少阳三焦经走向路线：

（1）练功姿势：静坐（盘坐）。

（2）咽津：咽津于下丹田，并感应其动静（起伏、凹凸、动荡）。

（3）观想三焦经走向路线、穴窍：

①关冲→②→③→④外关→⑤→⑥天井→⑦→⑧肩髎→⑨缺盆→⑩⑪（含⑨，即上焦、中焦、下焦）→⑫胸部→⑬颈部（翳风）→⑭→⑮丝竹空（与足少阳胆经相接）。

（4）本经主要调理疗效：主治三焦疾症，如头部耳目病、咽喉病、肩臂肘部外侧痛．胸胁、胃疾、腹胀、水肿、遗尿、小便不利等。

参看图 5.16，观想足少阳胆经走向路线：

第五章　生活起居功

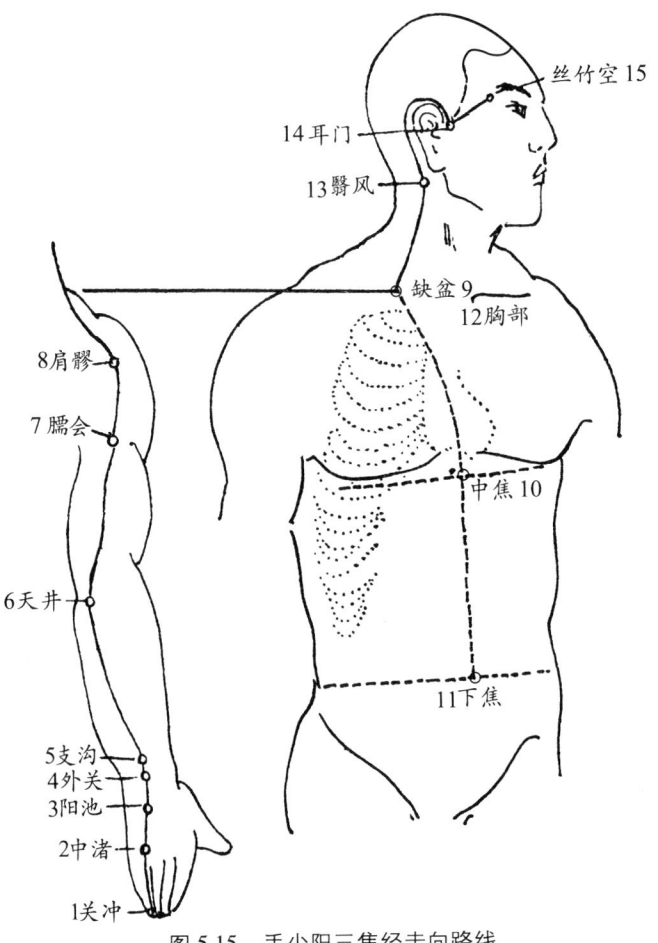

图5.15 手少阳三焦经走向路线

(1) 练功姿势：静坐（盘坐）。

(2) 咽津：咽津下丹田，并感应其动静（起伏、凹凸、动荡）。

(3) 观想胆经走向路线、穴窍：

①瞳子髎→②→③→④→⑤风池→⑥肩井下行→⑦肝胆部→⑧腹股沟→⑨上行缺盆→⑩→⑪→⑫环跳→⑬→⑭→⑮→⑯→⑰足临泣→⑱→⑲足窍阴（足第四趾末端外侧；出入

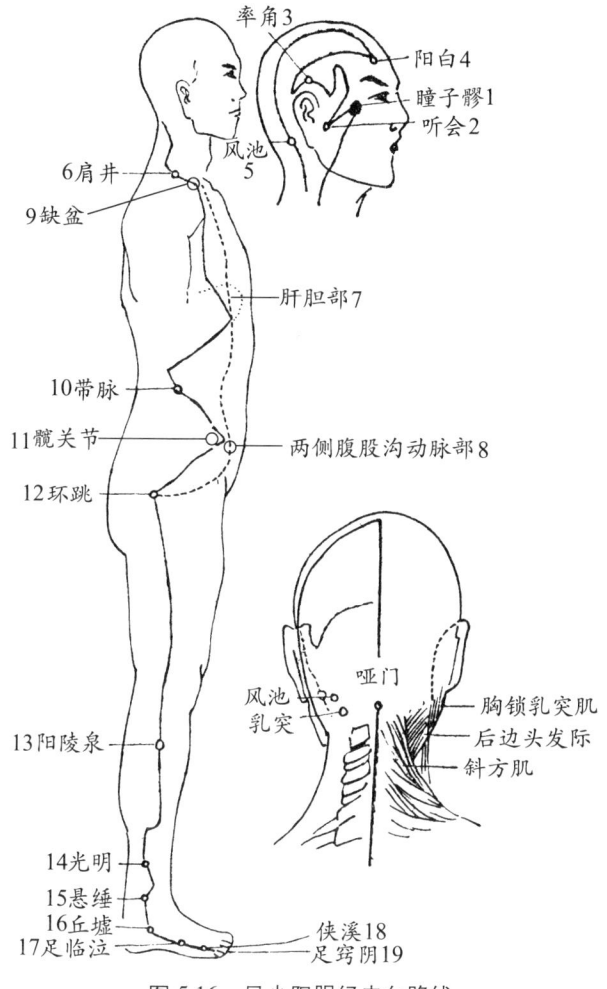

图 5.16　足少阳胆经走向路线

足拇指末节外侧大敦,与足厥阴肝经相接)。

(4)本经主要调理疗效:主治胆囊炎,肩周炎,坐骨神经痛,腰椎间盘突出,三叉神经痛,口眼歪斜,偏头痛,胸、肋、股及下肢外侧痛等,并可强化其胆泄作用——"肝之余气,泄于胆,聚而成精"。(西晋·王叔和《脉经》)

参看图 5.17，观想足厥阴肝经走向路线：

（1）练功姿势：静坐（盘坐）。

（2）咽津：咽津于下丹田，并感应其动静（起伏、凹凸、动荡）。

（3）观想肝经走向路线、穴窍：

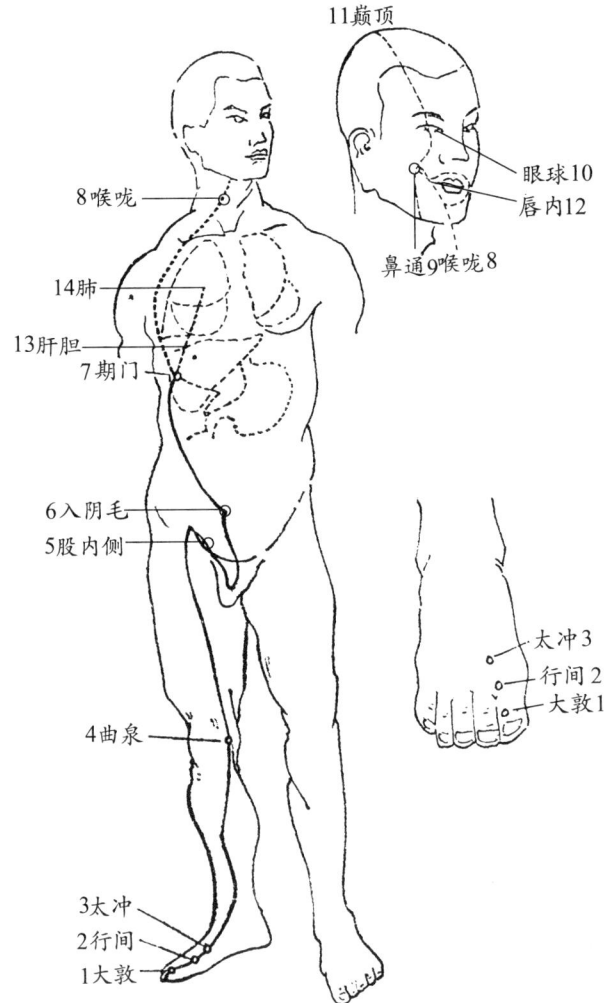

图 5.17　足厥阴肝经走向路线

①大敦→②→③→④→⑤→⑥→⑦→⑧上行喉咙→⑨→⑩入眼球内→⑪过前额，入头部巅顶→⑫下入唇内→⑬下入肝胆部（过横隔，上行于肺，与手太阴肺经相接）→⑭肺。

（4）本经主要调理疗效：主治肝病、前阴病、妇科病症，如肝炎、肝胁痛、腰痛、胸满、疝气、小腹痛、遗尿、尿闭等。

2.奇经八脉走向路线、穴窍图

奇经八脉为十二经脉之外的八条经脉：督脉、任脉、冲脉、带脉、阳维脉、阴维脉、阳跷脉、阴跷脉。它们包含主要穴窍：会阴、神阙、膻中、百会、劳宫、内关、外关、肩井、涌泉、照海、申脉等。

随机地调理（脉、窍），则全身气血、关窍即得到不期而至的和谐、健康效应。

参看图5.18，督脉。

主要穴窍：会阴、长强、命门、风门、大椎、风府、百会、神庭、龈交（与任脉相交）。

参看图5.19，任脉。

主要穴窍：承浆、廉泉、天突、鸠尾、中脘、脐中、关元、曲骨、会阴（上行入下丹田中央）。

参看图5.20，带脉。

主要穴窍：神阙、盲俞、天枢、大横、带脉、志室、肾俞、命门。

参看图5.21，阳维脉。

主要穴窍：见图。

参看图5.22，阴维脉。

主要穴窍：见图。

参看图 5.23，冲脉。

主要穴窍：见图。

参看图 5.24，阳跷脉。

主要穴窍：见图。

参看图 5.25，阴跷脉。

主要穴窍：见图。

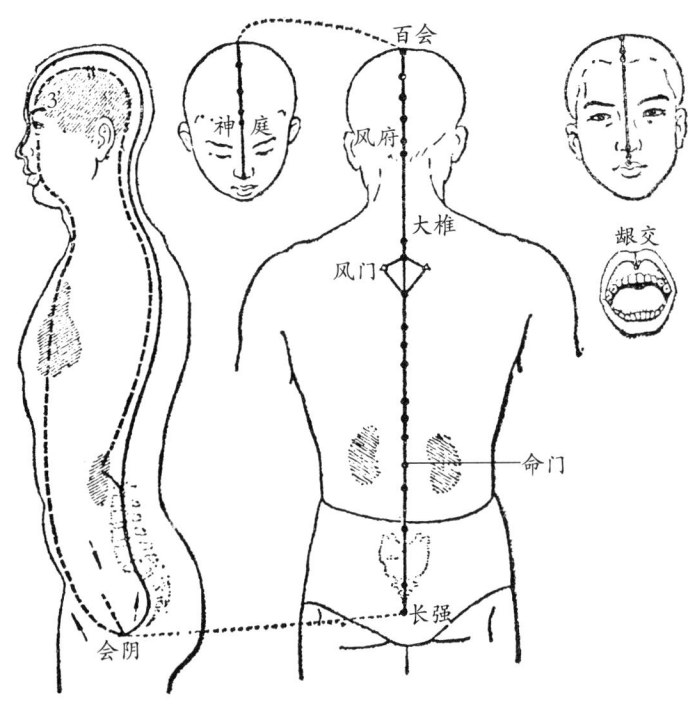

图 5.18　督脉

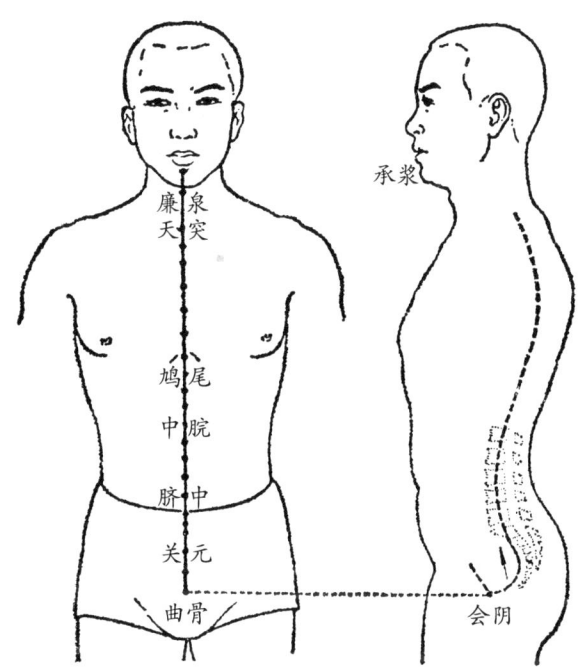

图 5.19 任脉

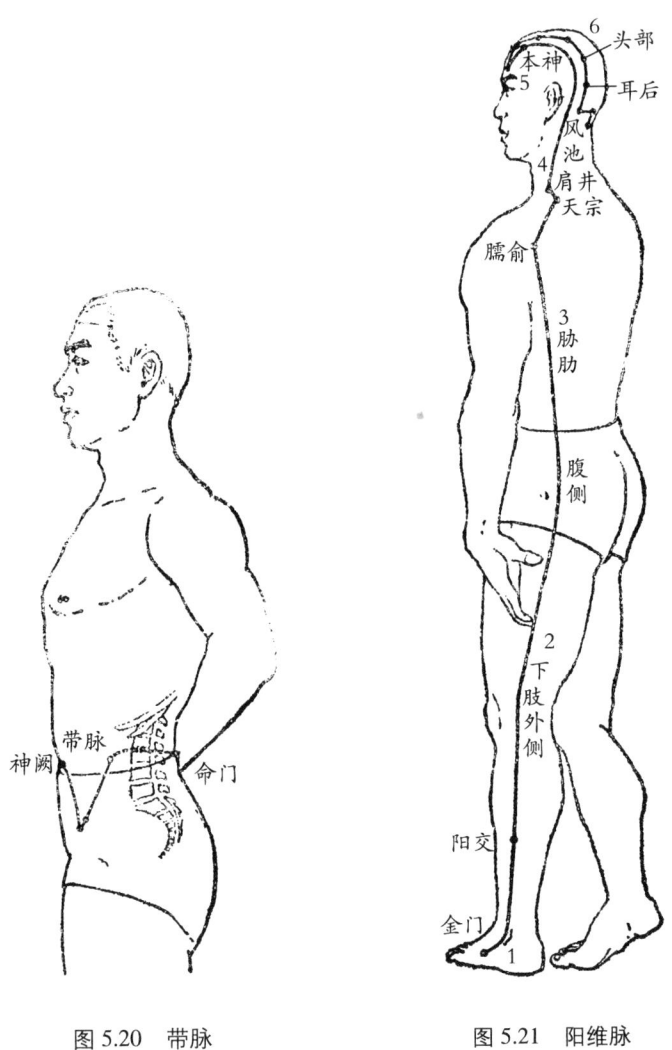

图 5.20 带脉　　　　图 5.21 阳维脉

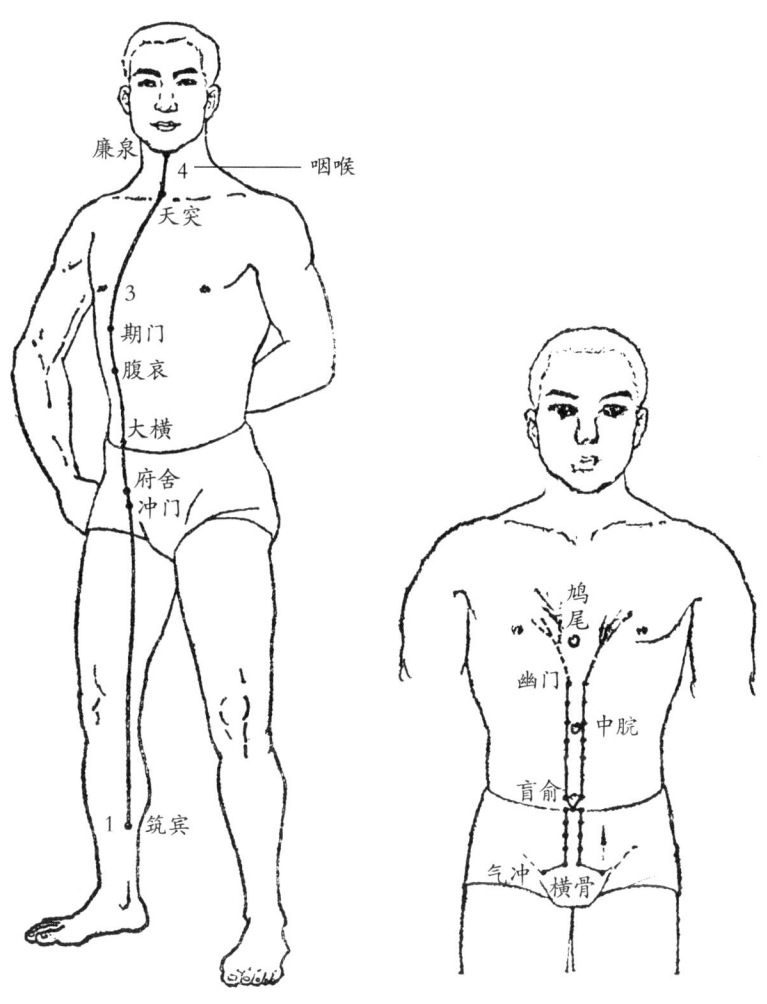

图 5.22 阴维脉　　　图 5.23 冲脉

第五章　生活起居功

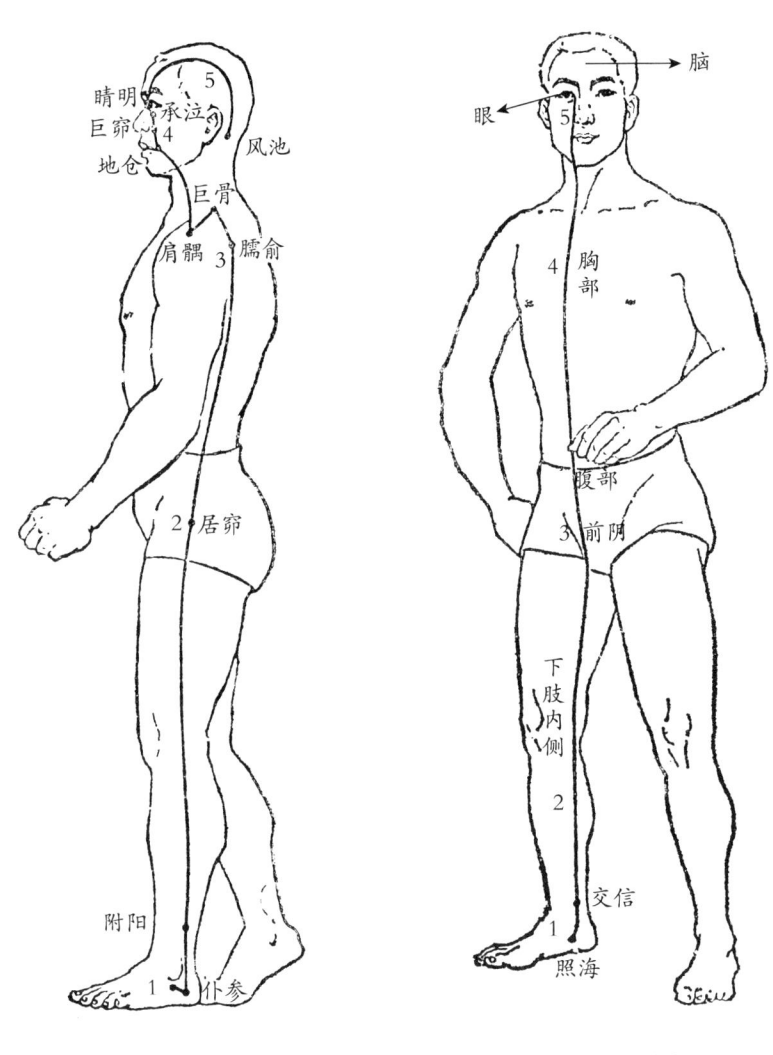

图 5.24 阳跷脉　　　　图 5.25 阴跷脉

动 静 之 间

起床功

每次睡醒，最好先做这套松静功，以免突然发生下床后身体不适的状况，特别是体弱多病的年迈老人。平时身心劳累、困乏时，亦可随机操作此功，令形神得到调理，周身松爽、舒愉。此功法分为三式：卧式、坐式、站式；时间不够时，至少应做站式。

一、卧式放松法

仰卧，慢慢睁眼，咽津至丹田，意守丹田：

1. 做下丹田松紧功：丹田紧（默想丹田"紧、紧、紧"，感到丹田紧缩、紧小至极，全身随之缩小至极，"小至无内"）→丹田松（默想"松、松、松"，松到极限，感到全身放松，周身皮毛松弛、松开、酥松）。

2. 做体肤松紧功：默想肌肤"紧、紧、紧"（紧到极限）→默想肌肤"松、松、松"（松到极限，毛孔全体酥松、松开，与朝露、朝霞、能量融为一体，清爽万分）。

3. 咽津丹田，冥想、观照周身骨架、肌肉之松紧：周身骨架、肌肉"紧、紧、紧"（紧到极限）→周身骨架、肌肉"松、松、松"（松到极限，感到骨肉健康，伸展自如）。

4. 咽津丹田，拍打丹田；收功。

二、坐式舒脊法

接上式，穿好衣服，盘坐。晃动坐盘，直至全身筋骨皮肉感到苏醒、松爽为佳。

接着意想脊柱（督脉），由长强起逐节向前下俯、下屈、下伸：腰椎（5节）→胸椎（12节）→颈椎（7节）→百会（百会向前下俯，触贴床面，两臂随之向前舒伸）。如此舒伸、前俯，意在整形脊椎，令其苏醒、正直，且有弹性。

三、站立颤抖法

颤抖时，以腰胯为主宰，颤动全身气脉、筋骨、皮肉，以苏醒、激发其运化、活动功能。语云"背后常颠心神爽"，颤抖的真义，即在于此。

然后，再迈步离开卧室，开始一天的生活、工作，如此，则一天精神抖擞，做事效率提高数倍。

睡觉功

"睡不着"、"睡不好"、"不寐"、"多梦"等现象的原因颇为复杂，内外因素俱有，但多以"心神不宁"、"心绪烦杂"为主要导因。可见，临睡前的心境调整，是消解这一现象的主要方法。语云"先睡心，后睡身"，这话说得极为在理。"睡心"、"宁心"、"净心"的修炼方法颇多；这里，我仅就自己的体认，介绍一些相关方法，供读者参用。

一、肢体运动催眠法

强化躯体运动，能帮助睡眠，这是"睡心、睡身"的一种好办法。平时缺少运动的人，可在临睡前，即时运用，也可收到较快入睡的效果。

1. 走"逆、顺无极圈禅步"：卧睡时，在床前走步（其方法见下章），至身心感到疲倦，睡意来临时，即暗示："我困了，睡吧，一觉睡到大天亮。"

2. "宁心"运动：意在令"心肾虚亏"的人，得到"心肾相交"（水火既济）效应，从而能逐渐入睡。

站立床前,双掌重叠置腹前(掌心相叠),咽津腹部,双掌心按抚腹部(腹部有凹凸微动"感应");同时,感应双脚掌之涌泉穴下似有天然泉水冒出,冲击、按揉着该穴位;腰胯即随之受到舒缓的揉动、晃动;至倦意、睡意飘来时,站不住时,即似醉醺醺地、飘浮地上床睡觉。

二、静坐吟诗催眠法

睡觉时,熄灯、闭目、舒心、松身地盘坐于床上(散盘为佳)。静静地默念一些寂静、松心、旷达的诗词,并同时冥想诗词中的境界(令自己深入其境,以宁静自己的身心),亦可逐步宁心入睡。

例一,我曾一度默念默想自撰之诗词,而甜入睡乡:

夜坐别有味,渺茫一洞天。
静寂无声息,枕上睡乡甜。

诗词字句如此,而其夜景、梦境,却是渺茫、无声、静寂;困吧,枕上的睡乡是多么香甜啊!

例二,静坐,默念默想一些经典"宁心"诗句,而逐步进入睡乡,例如李白的《静夜思》:

床前明月光,疑是地上霜。
举头望明月,低头思故乡。

诗词字句如此,而其思乡之境是床前、明月、霜雾:故乡啊,你怎么样了?你在哪儿呢?自己也可如此默想自己的故乡之情、之景,沉思寂静,而进入茫茫睡乡!

例三,可以默念默想自己喜爱的诗词、幽静的歌曲,入其寂静、渺茫之境而漫漫地沉入睡乡。

三、默守穴位睡眠法(诸穴位位置,参见附后《人体经穴图》)

(一)一般失眠者,可恍惚默守几个基本穴位;一般重复默想几次,即可引来困意。进行时,一定要若有若无地默守,不可执守。共计五个窍穴:

1. 四神聪(头顶百会穴前、后、左、右各一寸处,共四个):主治头痛、失眠;

2. 神门(腕掌侧、横纹尺侧端凹陷处):主治头痛、冠心病;

3. 外关(腕背横纹上两寸,尺骨与桡骨之间):通调全身气血,清热去火;

4. 三阴交(内踝尖上三寸):调理脾胃,滋补肝、肾;

5. 涌泉(足前掌,前五指用力弯曲时,中央凹处):滋阴降火、潜阳熄风,治疗上实下虚、肝阳偏亢、咳血、口干咽肿等气血逆乱现象。

(二)特殊失眠者,为心肾、脾胃、神经失调较为严重者,则需在上述"基本穴位(五个窍穴)"之外,再参考自己病症、失眠原因,增加下述一些相关窍穴,进行默守、调治:

1. 心脾两虚者:用脑过度,心悸怔忡,头昏目眩,脾胃不和而失眠时,则增加几处穴位:心俞、脾俞和足三里;

2. 肾虚者:因腰痛、耳鸣、遗精等而失眠时,则可增加肾俞、太溪穴等;

3. 心神烦闷,精神不振者:应增加灵道、内关等穴;

4. 脾胃不和,消化不良,因脘闷不舒、嗳气吞酸而失眠者:

应增加中脘、足三里。

（三）严重失眠者，即长期失眠、久治不愈者，默守上述窍穴仍无完美效果的，不妨采用下述之"系列窍穴默守法"试试。

一般而言，失眠情况虽重，原因虽多，但均与大脑、心绪、五脏六腑、肢体劳累有关，故一揽子地默守与此相关的系列穴位，以调理整体疾象，能收到辨证施治、扶正祛邪、一觉到天亮的效果。现列示如下：

1. 头部：
   ① 百会
   ② 安眠

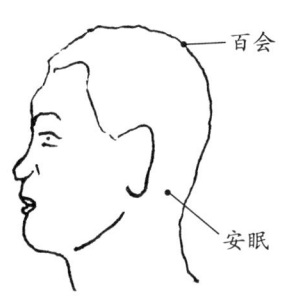

2. 上肢部：
   ① 神门
   ② 内关
   ③ 外关

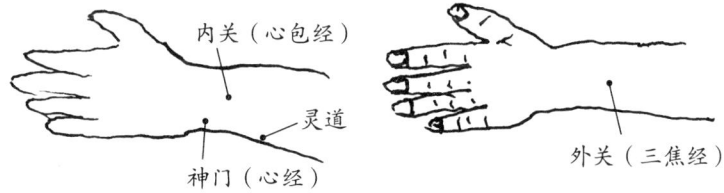

3. 躯体部：
   中脘

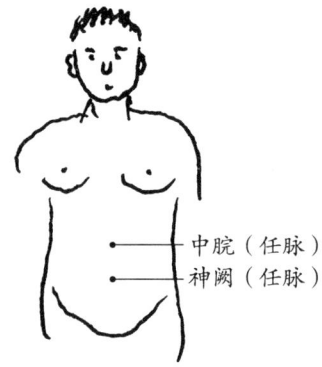

中脘（任脉）
神阙（任脉）

4. 下肢部：

①足三里

②申脉

③太冲

④涌泉

⑤大敦

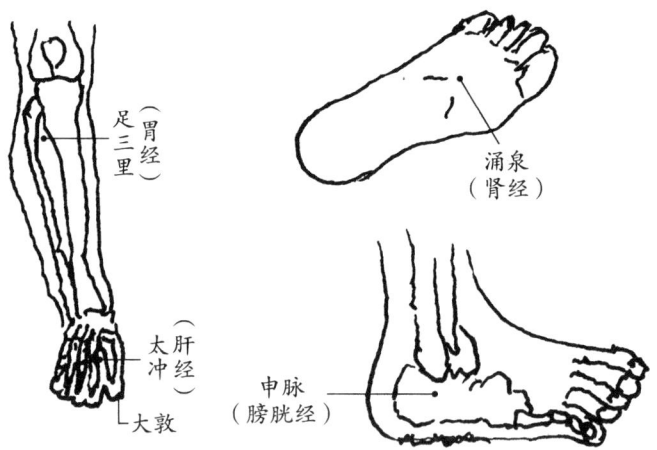

足三里（胃经）
太冲（肝经）
大敦
涌泉（肾经）
申脉（膀胱经）

上述默守睡眠穴位，共计 11 个，如能恍兮惚兮地、若有若无地意想下去，将是有益有效的。

接着，可移守下丹田；咽津，感应其动静；思绪虚无缥缈，逐步进入睡眠之乡。

随机调息功

修炼养生，应是日常生活中的一门必修功课。衣食住行、坐卧劳逸中之失常与正常现象，常会交相显现。失常，需要即时调至正常；正常亦需调至心性和平，以便日理万机而不觉劳瘁。

对此，先贤们认为，"随机调息"正是一把养生的金钥匙。

调息，就是调理人体气息，呼吸（内呼吸），令之缓慢细微，促进气血流畅、入微（流入脉梢、微循环，即中医脉络之孙脉）；同时，神息结合，增益精气；令精、气、神三者可得到同步滋养，旺盛不已！

为什么呢？养生有素的先贤们曾说："生命，在呼吸之间。"这明白地告诉我们，呼吸与生命之间的关系是何等紧密啊！想要健康长寿的修炼者岂可置之不顾或随意对待，而仅仅停留于当今时尚健康专家所倡导的"形体运动"之上呢？

如何随机调息呢？有什么真实意义呢？下面先引元代道学家、养生家张三丰在《玄机直讲·炼丹火候说》一文中的相关文字来作说明（具体修炼方法：见后面第七章《调息静坐》）：

夫功夫下手，不可执于有为，有为是后天；今之道门，多流此弊，故世罕全真（全真：淳朴、无污染；精气神纯真、完美）；亦不可着于无为，无为便落顽空……

每日先静一时（一时：一会儿），待身心都安定了，气息都平和了,始将双目微闭,垂帘观察心下肾上一寸三分之间(微闭目,下视下丹田),不即不离,勿忘勿助(不要人为地追问其"闭目下视"的情态对或不对);万念俱灭,一灵独存(一切杂念都消亡了,独一的灵性就有了),谓之正念(正念:与邪念相对,本性、正直的心念)……

斯时也,于此念中(上述之"正念"中),活活泼泼(灵性、正念活泼显现),于彼气中,悠悠扬扬(呼吸之气,亦悠扬飘动);……丹田气暖(神意与气息相依存、相激荡,则丹田温暖),息不用调而自调,气不用炼而自炼(气息自我凹凸起伏,呼吸吐纳不止);……是为胎息,是为神息……

此法简易,奈人不肯勇猛乎(这种健身方法简易可行,无奈一些人们不肯勇健、猛醒地修炼)!若能恒久行持,必然透金贯石(形容其功效,可以透贯金石),入水蹈火(不惧水火,可以迎面对应),通天达地(预知、把握天地一切变化规律)!

张三丰出生于元初,初居宝鸡县,后入武当山,为开山祖师。他精修调息(胎息),又擅专拳术,太极拳即其所创。据传他读书能过目成诵;寒暑只一衲一蓑(只穿一件僧衣或蓑衣。衲:僧衣、补缀衣服;蓑:用革或棕毛制成的雨衣);一餐能食斗升之饭,亦能数月不吃,救人济世,常显示其灵慧、奇才!

由之可见,调息方便易行,简切而有奇效,真乃一把"祛病、健身、益寿、益智"的金钥匙。

具体锻炼方法,在下章"调息静坐"功法中,将明白讲到。

第六章 动修功

动与静,是养生中的两个相得益彰的理念。就锻炼而言,则是形与神俱练、俱旺的修持问题;其意义,已如上篇中第四章所论述。在实际修炼中,请读者一定要体会动功(主要体现为形体四肢运动)及静功(主要体现为神意、躯体之寂静形态之运动)修炼之相应意义和区别效应。

动功(练形)与静功(练神)是两个概念,但其间的相应关系却是不可分离的。

例一,动静相应,形神相炼,其效应广大、深刻:

> 夫乾,其静也专(无其他一丝噪音)、其动也直(刚直不阿,曲直有度),是以大生焉(天地万物由此产生)。夫坤,其静也翕(翕:收敛,柔和),其动也辟(辟:开辟,舒展而不畏缩),是以广生焉(天地万物都一一产生)。(《易经·系辞上》)

这是说,天地(乾、坤)均动静不息地变化着,静为"宁静、柔和",动为"刚健、舒展",所以能令天地万物得以广泛地萌生!

要想健康长寿,也应同时注意动功(练形)和静功(练神)的修炼,切不可偏颇其一。

例二,动功与静功相比,当以静功之修炼为至要、为主导:

> 静即太极之体（太极，即阴阳未分之浑然之气；之体，即混元一体之气），动即太极之用。（朱熹《朱子语录》）

这是说，"静"是事物、太极（混沌之气）、养生的本体、主体、实质；"动"则是事物、太极（混沌之气）、养生的从属、体貌、功能（作用）。

在修炼中，这种主从关系不可混同，以免影响相应的效应。

例三，大道至简，动功和静功的养生修炼应当本此原则进行。先贤们对此的论述，颇为精要：

首先，天地万物的本性，是简易。

> 乾以易知（以易知：以其平易显示其智慧。知：智慧），坤以简能（以简能：以其简略显示其功能）。易则易知（易知：容易被人了解、探索），简则易从（易从：容易让人遵从、实践）。（《易经·系辞上》）

这是说，苍天以其平易来显示它的智慧，大地以其简略来显示它的功能。如此"简易"，则容易让人们去探索、去实践。

其次，"至简、简易"的本质效应，能够平和地引导养生锻炼进入神形俱旺（身心俱健）之效应，使气血流通，正气"生生不已"；神志虚灵，形体健壮。与此相反，则是"繁多、繁琐"，其结果是易令气血流动迟缓、不畅，正气隐晦，神志纷杂，形体僵笨：

> 至道不烦，但不思念一切，则心常不劳（不劳：不被

劳累）；又复导引（导引：肢体屈伸、收放、进退之活动；属动功）、行气（行气：以意念引导内气、肾气在体内运行）、胎息，真尔可得千岁（那么你就可能活到千岁）。（孙思邈《枕中方·行气》）

这是说，健康长寿的修炼方法并不繁冗（"至道不烦"）。思念寡少、宁静，锻炼动作简略，特别是能"调息、行气"（含胎息），你就可能长命百岁。

动功、静功均宜修其"简易"，切忌"繁琐"；现引两段文字说明：

人体欲得劳动，但不得使极尔。（《三国志·华佗传》）

这是说，人体想进行运动锻炼（"人体欲及劳动"），千万不可过分"繁琐"、"繁多"。华佗的五禽戏，只有五类仿生动功活动，但其徒弟赵普行之不止，而得到显著功效，"年九十余，耳目聪明，齿牙完整"。对比当今，一些健康专家的"拼命"、"繁杂"的运动方式实在值得深思：如"日行两万步"、"机械运动出健康"等。

天静以清，地安以宁，万物失之者死，法之者生。夫清漠者（清静寂寞者），神明之定也；虚无者，道之所居也。（刘安《淮南子·精神训》）

汉高帝之孙刘安擅长文学、养生修炼。他说"长生（长寿）"、"神明"、"大道（合乎天地运化规律）"等的养生修炼原则，非常"简易":天地的本性、特色是"清静、宁净";人们就应在日常生活中,特别是在动功、静功的修炼中,把握"清漠"、"虚无"这一简明概念,去体修并贯彻始终;否则,即将陷入"万物失之者死"的境界。

因此,笔者不揣冒昧地体悟着先贤们的养生智慧——"去繁就简"原则,构思了这套"神形俱旺"的动功、静功之修炼功法,供读者参考。

无极功

如上篇所说,"无极",即无思、无为、无形、无所——无所执著的虚灵状态;先贤们常以图示"○"阐释此状态。就养生练功而言,即以虚静忘形的动静状态来熏陶、锻炼自己的神形。常云:静极而动,动极而静,为者,则阴阳动静互根、互抱,而万物万事"生生不已"。《老子·第四二章》说:"万物负阴而抱阳(负、抱:含有、包含着),冲气以为和(冲气:阴阳二气互相激荡、矛盾;和:协和、和谐)。"这是说,万物都包含着阴阳(动静、有无、正反、逆顺等)二气,它们在互相包含中,激荡不已,矛盾不已,从而萌生新的和谐。

请注意"万物负阴而抱阳"的字词顺序,是"负阴而抱阳",而不是"负阳而抱阴"。其中的哲学意义、养生意义是非常重大的。《周易·系辞》中所讲"寂然不动,感而遂知天下之故"(虚净到极点,就可灵慧地感知天下的事故);《内经》中所讲"恬淡虚无,真气从之"(虚净到极点,真气、肾气、元气就充盈了);《老子》中一再讲到的"常无,欲以观其妙"(常虚净,即可感知到无穷的、超常的大小宇宙的奥妙),"至虚极,守静笃,万物并作,吾以观其复"(极、笃:极力、切实做到;并作:一起萌生、产生;复:本原、本始。切实做到虚静无为、清静自然,自己就能感知万物萌生的情景,进而可以观照其本原面貌),"无为而无不为"(清静虚无,重视客观事物及其本原,而不执我,即能顺其客观规律发展,成就所有的事情),等等。

一句话,常无思、无欲或混元一气,即虚静、空茫、混元,则可能臻至"无为而无不为"的修炼妙境。读者应常持"虚净人生"这一理念而修持自我。此处所构思的"无极而太极""混元一气"功法,正寓此意。

这套无极、无为功法,主要包括无极圈禅步、太极禅步、混元球揉化功等功法。其主要作用在于强化"上虚下实"机能,令神志虚静,而腹部之真气、肾气充实;同时,强化腰腿机能,而令腰腿(特别是腰腿关节)、步履、腰肌,即下肢之承受机能、活动机能得到最佳锻炼,使步履自如,腿脚轻灵。这完全可以消除"人老先从腿脚老"的顾虑。

其实修套路,大致包括无极禅步、太极禅步、混元揉化功。

无极禅步

如上所述,无极、无极圈均可图示为"○",以强化其形象思维;禅步,即以一种"宁静思虑"、"静净心绪"进行运步、行走。把"○"形象与"静虑"心态两者融合一起修炼,即为无极圈禅步功。

前述无极桩为静功,此者则为动功;动静相兼、紧密结合锻炼,其妙趣、效果,将非意忖所及。

1. 虚静心灵,围绕着可大可小的圆圈运步、行走:通常,先走逆圈、再走顺圈（逆时针与顺时针方向之圈；逆则泄，顺则补，先泄后补，则病邪泄去，补益在我，健康益寿，自如逍遥）。

面南松静站立一会儿（无极桩）→面东，逆时针方向，围绕"○"圈，运行禅步，走至腿脚顺畅，心绪舒愉时，即改"倒退步"行走（仍为逆圈），至腿脚、心绪舒畅时，再改顺时方向行走（先顺行步，后倒退步）。

如此"顺逆圈相兼，正倒步相随"，可以达到腰腿轻快、神志宁静的效果。

2.随意无极圈禅步：上述禅步的特点是先逆后顺，顺步倒步相随。此禅步则可完全释去这种规则要求，而以"虚宁心情"默念、体悟下面诗句中的意境，悠悠惚惚地运行其禅步。

王重阳行禅诗

两脚任从行处去，一灵常与意相随。

有时四大醉醺醺，借问青天我是谁？

四大，在《老子》中是指"道大，天大，地大，王亦大（王：称王天下，统制管理天下也是大事）"；在佛家系指地、风、水、火为四大；就养生而言，则多指心、肾、躯体、四肢为四大。锻炼时，似可构思为：大小宇宙之四大为一体（天、地、人、道，地、风、水、火，心、肾、躯体、四肢等和谐一体）。如此恍兮惚兮、似醉非醉地"借问青天我是谁"，体会与宇宙合一的感觉。

太极禅步

宋代周敦颐在《太极图说》一文中，提出"无极而太极"。《易经·系辞上》说"易有太极"。通常，先贤们认为太极是宇宙阴阳二气未分之原始混沌状态，为万物生成的总根源。太极图"☯"即可充分说明此点。太极禅步功即根据此意、此图而操作。

1. 站立一会儿：感应"○→☯"（宇宙阴阳二气未分之混沌状态）。

2. 在"○"内，运走左右脚"丁字步"（阴阳二脚呈🖐丁字禅步）。

3. 随意运步，以不出"○"圈为佳。

4. 恍惚悠悠，复旧于宇宙混沌一气之原始阴阳交融状态。

5. 令自己小宇宙之阴阳混沌一气之本原状态得到平衡，和谐发展、生生不已。

6. 至神形和谐、舒爽，慢慢收功：咽津，拍打腹部，以腰胯为主宰抖颤全身筋骨、皮肉，收功。

混元球揉化功

修炼这一节的揉动运化功，人们常能与宇宙能量直接融合在一起，达到天人合一的自然功效。

"混元、混元球"是什么意思呢？混元，即天地形成之初的模糊朦胧的元气状态（也常称为"混元一气"）。混元球则是练功中的一种意想：将原始的混元（或混元一气）意想为一个球——混元球，在双掌中揉动、运转，以此来增益自身的内气、真气。

其修炼步骤大致为：

1. 松静站立，排除杂念，咽津、咽气于下丹田，并"感应"其动静一会儿。如此，可调动丹田内气、肾气，来增益揉球效应。

接着,双掌前举,环抱"混元球"于腹部前(高血压患者,双掌必置于此处;一般人则可随意置于上、中、下部位),感应"混元球"的存在及其状态;随即以按、松,揉、松,推、拉等意念,引导双掌中的混元气球做相应的紧缩、松弛运动,从而带动肢体、肌肉、气血等做相应的收放、松紧活动。

2. 动步揉球:在上述热身运动基础上,随之做前行、倒行,或"随意行"之揉球运动。熟练后,则可秉持如此意念做法无定法、法有定规的运球:"球我两有,球我两无;动静自然,神形苍天";能如此,则锻炼身心,舒活筋骨,流畅气脉,将收到理想的效果。

3. 收功:咽津、拍击下丹田,抖擞数次,收功。

虚灵太极拳(五式)

在动修功中,笔者锻炼疗疾、健康身心的体验是:太极拳是最佳的锻炼模式。它令你"无极而太极(在虚空、宁静中进行阴阳动静、举止不已的混元一体的锻炼)"、"虚静无为而无不为"地达到理想的健身境界。

据此,我们似乎应如此了悟太极拳:

它是内修拳(或称"内家拳");

它重视以神导形(以意导动),收到内外兼修、神形俱旺的效能;

它的"神",是"不神而神,神乎其神,即元神(与"识神"对峙)";它的"形",是"不形而形,形乎其形,即元形(元形;或称元命,本原的结实的婴幼躯体)";

它的修炼意识,是"松弛、虚静 —进而→ 虚净"地运化太极拳的始终；

所以，我们把它独特地、新颖地名命为"虚灵太极拳"。

太极拳行拳时，有其基本原理。绝对不能如时下所行模式，把太极拳练成一招一式的形体操。

笔者四十余年来锻炼太极拳的体悟是，至少应贯彻如下七条拳理：

1. 虚颌顶劲、气沉丹田（起式、行拳时均应如此，以增强内气运化）；

2. 以腰为主宰（式式如此，腰胯不动，即不能行运拳式）；

3. 虚实分清，切忌双重（如此，则运化轻灵，可加强腿部锻炼效能）；

4. 刚柔相济，至柔至刚（松柔至极，气血运化即能至微、至妙）；

5. 螺旋运劲，放即是收，收即是放（螺旋"寸劲"，力透骨髓）；

6. 脚运七分，手运三分（切忌手运七分，脚运三分）；

7. 一动无不动，周身气血运化一体。

消化这些拳理之余，再行拳走架，其身心锻炼效能，将别有一番新天地：神志清爽、敏慧、体态和谐、轻灵。

先贤们常云"大道至简"，养生锻炼之道，亦应至简。目前推行的太极亦颇繁，如五十六式、八十一式等。笔者的体验是：太极拳最多十余式，即可以实现健康长寿、智慧长寿。但在实际锻炼生活中，我只精练其中"五式"（对应五脏机能，进行修炼），效应依然非常：做事敏捷，活得轻松宁静。

现将"虚灵太极拳"之五式套路介绍如下，供有心于拳路养生者修炼。此五式拳路，系参修杨禹廷、王培生老师等的吴式太极拳套路而拟订的。

第一式　起式（四动）

静心，虚无宁静，站"无极桩"（咽津下丹田，意守下丹田一会，忘掉一切；至静极而动时，即虚领"百会穴"上顶点至极点，旋即气沉丹田）。在松弛、虚静至极，身躯微觉晃动时，即开始行拳：

1. 左脚横移：左膝松力，微屈；全身重心系于右脚；左胯微舒，左脚向左横移，大趾虚着地，两脚与两肩同宽，两眼向前平视，意在两掌指尖（可感应其之疏麻状态）。如图6.1。

2. 两脚平站：左脚慢慢落平，重心分落于两脚；视线、意想不变。如图6.2。

3. 两腕上前掤：两掌指尖微下松下扎，意在两腕，两腕向上、向前舒伸，两臂即自然掤起，以起至与肩平、与肩宽为要；指尖松垂；意想、重心、视线不变。如图6.3。

4. 两掌下采：两膝松力，身体渐向下蹲，以膝盖与脚尖成垂直线为准；提顶，松腰，收臀，重心两脚；同时，两指尖向前下方舒伸，至极度时，自然向后收敛；掌心如扶物，收至两掌的大指贴近两腹外为度，掌心向下，指尖向前；意在掌心，视线不变。如图6.4。

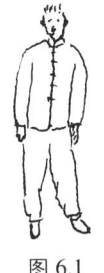 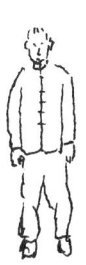 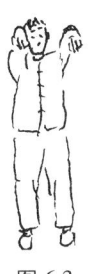 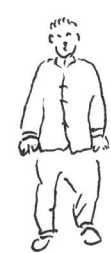

图6.1　　　图6.2　　　图6.3　　　图6.4

第二式　揽雀尾（八动）

1. 松腰，尾闾右后落下，全身重心即移于右脚；同时，左掌以食指引导，慢慢移向右前方，即向右前方之斜坡上移，掌心渐翻转向内；大指面对鼻尖；右掌以大指引导向左前斜坡上移，至大指贴于左臂弯为止，掌心斜向左下方；左腿向前舒直，脚跟虚着地，脚尖上翘，重心在右脚（右坐步式）；两眼从左大指尖上平远看；意在掌心。如图 6.5、图 6.6。

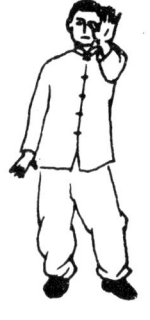
图 6.5

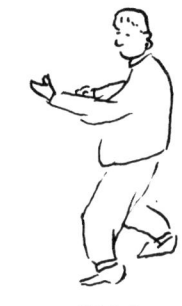
图 6.6

2. 右掌打挤：左脚渐向下落下，左膝弓出成左弓步，右脚舒直成箭步；同时，右掌以掌心向前推出，左掌以小指引导下移，肘尖即向上移，以指尖与肘尖横平为度，此时，左掌的掌心向内，指尖向右，而右掌则推至腕脉门处打挤，掌心向外，指尖向上，食指遥对鼻尖；眼随右掌食指尖看出远视；重心在左脚；意在右掌掌心。如图 6.7。

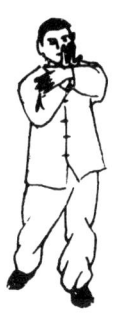
图 6.7

3. 右抱七星：左掌不动，右掌掌根沿左大指向右前上移动，注视右食指尖；左脚跟着力，脚尖虚起向右转（1/8 对西南方）；右掌以大指引导向前渐伸渐转，至正西方时，掌心即翻转向内，大指遥对鼻尖；同时，身亦随之向右转向正西，右脚跟虚起，向左转 1/4 后，扬右脚尖（呈左坐步伐）；左掌则随右掌翻转而下撤，至大指贴于右臂弯处为止；眼随右大指尖上方远看；重心在左脚，意在

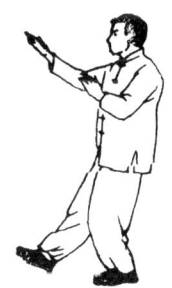
图 6.8

右掌心。如图6.8。

4. 左掌打挤：面向正西打挤。如图6.9。

5. 右掌回捋：右掌以小指引导向右前方舒伸，掌心翻转向下，左掌随翻转向上，中指挟右脉门处，至右臂舒直与右脚小趾上下呈一直线时，方向后坐，重心在左脚（左坐步伐）；同时，右肘松力，右掌循外弧形线向后下成斜坡地回捋，左掌中指仍挟右腕随之。右肘贴近右肋下时，肘尖右后下，与肩垂直；腰向左后下松动，右肘随腰往后，由肘以步松力，右掌心翻转向上，左掌心随转向下；意在右掌心，而眼看右食指尖。如图6.10。

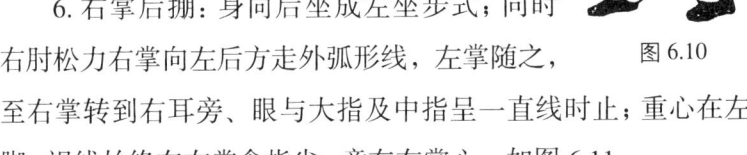

图6.9

图6.10

6. 右掌后掤：身向后坐成左坐步式；同时右肘松力右掌向左后方走外弧形线，左掌随之，至右掌转到右耳旁、眼与大指及中指呈一直线时止；重心在左脚；视线始终在右掌食指尖；意在右掌心。如图6.11。

7. 右掌前掤：右掌以食指引导循内弧形线向左前上方舒伸，至左脚前时，弓右膝，同时右掌继续转至右前方，至右臂舒直（即右前1/16）与右脚呈一直线时止，重心集在右脚；眼看右掌食指尖；意在右掌心。如图6.12。

8. 右掌前按：腰微

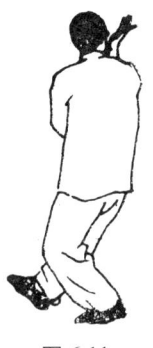

图6.11

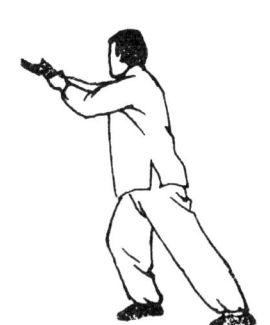

图6.12

松；右肘尖微向前下松垂；右脚尖向左转1/14（脚尖正南）；同时右掌循右脚尖下落方向往前按出，掌心向外，指尖向上，俟右脚尖落平时，右掌以大指引导向右前方转1/18（西南隅）按出；右膝弓足，重心集于右脚；视线在右食指间；意在右掌心。如图6.13、图6.14。

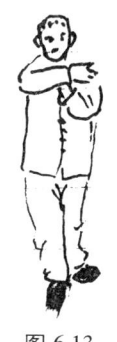
图 6.13

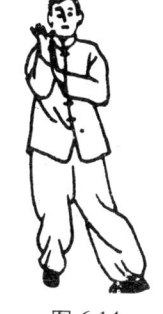
图 6.14

"揽雀尾"行拳要领提示：

1. 本式锻炼"腰胯动作"最多、最大：坐腰、直腰、转腰、长腰、扭腰、磨腰、松腰等变化多端，要运行到位，以利腰、胯、两肾锻炼效能的增大、增强。这，对于腰胯僵滞、疼痛、脾胃虚弱等有较好的调治作用。

2. 要在"松静虚灵"中，体悟、体验太极掌的八劲：掤（内劲外撑、外扩、外胀）、捋（内劲下抚、下摩、下拽）、挤（内劲向外挤压、挤推、挤放）、按（内劲向外按动、按压、按放）、采（内劲向下采取、采拿、采放）、挒（内劲向外向旁撕挒、扒挒、挒放）、肘（内劲向外肘靠、肘打、肘放）、靠（内劲向外靠打、靠击、靠放）。此八劲在"揽雀尾"一式中有完整、完美的表现和运用；对于技击、健身有"炼入骨髓"的直接效应。

3. 此式是锻炼肾脏，使肾气内存、丰盈的主宰套路、拳式。

第三式　白鹤亮翅（四动）

1. 俯身按掌：承上式，右掌上举，左掌置腹前。接着俯身按掌，视线注右掌食指尖，逐渐向前俯身，俯至右掌（掌心向外）与肩平时，视线改注左掌食指尖，左掌向下按至极度为止；俯身时两腿直立，膝部弯曲；重心平均在两脚，意在左掌心。如图 6.15、图 6.16。

2. 向左扭转：左膝松力，左掌指尖下垂（视线仍在左掌食指），以大指引导掌心向左翻转而逐渐向外，转 1/4（至正东）到左脚心外侧为度；视线移注于左掌中指尖；同时右掌亦随上身而转向正东，掌心向外，重心在左脚，意在左掌心。如图 6.17。

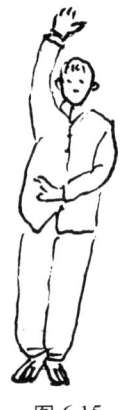
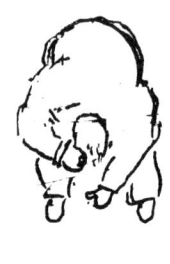

图 6.15　　图 6.16

3. 两掌上掤：左掌以中指引导向外舒伸到极度，左臂自然上起，右掌升至头顶以上向右前上方转正（仍向正南）。同时右掌随而转正，两掌掌心向外，十指尖转内上指；眼由两掌中间向前上方仰视，重心仍在左脚，意在两掌心。如图 6.18。

4. 两肘下垂：右臂掌随之渐向内转，至两腕与肩平，掌心转向内为止；重心在两脚，眼从两掌中平远看，意在两掌指尖。如图 6.19。

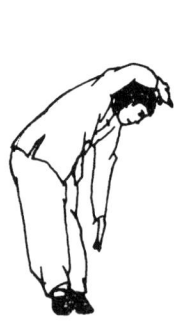
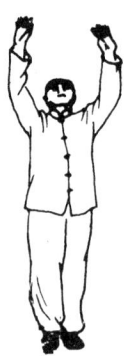
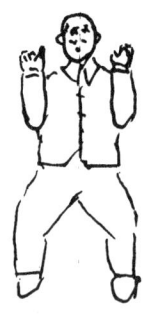

图 6.17　　图 6.18　　图 6.19

"白鹤亮翅"行拳要领提示：

1. 以"松静虚灵"意念导引各式运作，切忌僵硬、拙力、绷劲。

2. 此式重在锻炼"地天交泰"，即☷☰泰卦：头部、足部交泰，如"1式之俯首按掌"；与"水火既济"，即☵☲既济卦：如"4式之两肘下垂"，其实质是，令心肾相交（☲火，为心；☵水，为肾）。平常若遇事繁燥乱、头痛脑热、神志恍惚、睡觉不实等，可注意锻炼此一套路。

第四式　云手（六动）

1. 左掌下捋：左腕松力，左掌以食指引导向左下方移动；掌心向右，经左膝走下弧形到右膝，重心渐移于左脚；右钩变掌，以食指引导向右方伸出，俯掌；重心集右脚，视线注右掌食指尖，意在右掌心。如图6.20。

2. 左掌平按：左掌以食指引导向右上方移到右臂弯时，先向右前方1/8处移动，掌心向内，左掌继续走上弧形往左移动，身随掌起；右掌移到正前方时，左脚落平，重心平均集于两脚，松静站立。如图6.21。

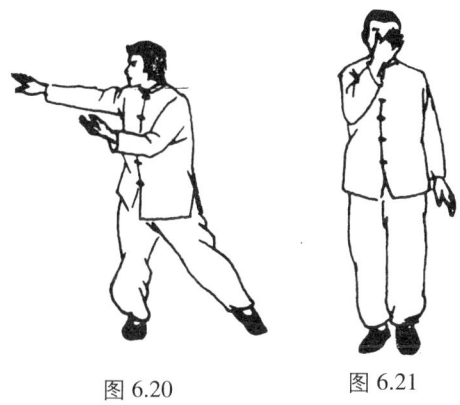

图6.20　　　　图6.21

3. 右掌平按：左掌小指外转，掌心渐向外，到左前方1/8时，重心移左脚；左掌转到左方（东），俯掌下按，与肩平为度；同时，右掌走下弧形经右膝而到左膝前止。重心集于左脚；视线注左掌食指尖，意在左掌心。如图6.22。

4. 右掌回掤：右掌以食指引导向左上方移到左臂弯时，先向前1/8往上移至极度；身随掌起，右脚收至左脚旁；右掌缓缓向上向前掤，置胸前；左掌下垂，重心落于双脚。如图6.23。面向正南，屈右肘，置面前，注视右掌食指尖，意在右掌心。如图6.24。

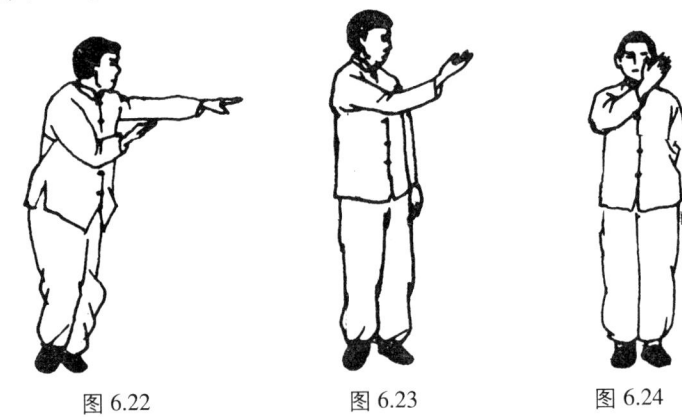

图6.22　　　　图6.23　　　　图6.24

5. 依上式，可根据自身情况重复多次，即1、2式→3、4式反复运作，从而增强锻炼的强度和效应。

"云手"一式行拳时要领提示：

1. 以"松静虚空"意念，导引各式行拳，切忌紧箍、紧动、实满；松空、轻灵、匀缓为太极拳锻炼健身之要诀。

2. 行拳时，动作要到位。如中正，则有顶天立地之威；左右运转时，则令脊椎转动，如轴轮之滑转；至中正时，要默念"嗡、啊、吽"，头部、喉部、丹田部等均有震颤感。

3. 左、中、右运拳时，冥想应如行云流水，飘然自在，仿佛游于天上人间，何其轻松、舒爽！

4. 如此练去，可令奇经八脉、孙络（微循环）得到"方便锻炼"（十二经脉、周身气血流通，亦得到通盘、通彻锻炼）。

第五式　收式

此式包含三个拳式，即抱虎归山、合太极和归元桩。

1. 抱虎归山：意在会集上式锻炼成果以归元，或调息以归元（归元：将已炼得之元气归于下丹田、归于自身。虎：喻肺，即呼吸、真息、元气）。

（1）两掌平下按（或下采）：两掌心向前下按，按至与两膝相平。如图6.25。

（2）两掌平分、横分：两掌向左右横平分开，目随食指视向右方时，右脚跟虚旋后转；面向正南。右掌指向正西时，左脚跟往外开，腿弯舒直；两掌朝相反方向伸，目视右掌食指。如图6.26。

（3）两掌上掤：松肩坠肘，两掌心翻转向天上掤起。目视右掌，起身，两足松垂直立，两掌上掤过头。如图6.27。

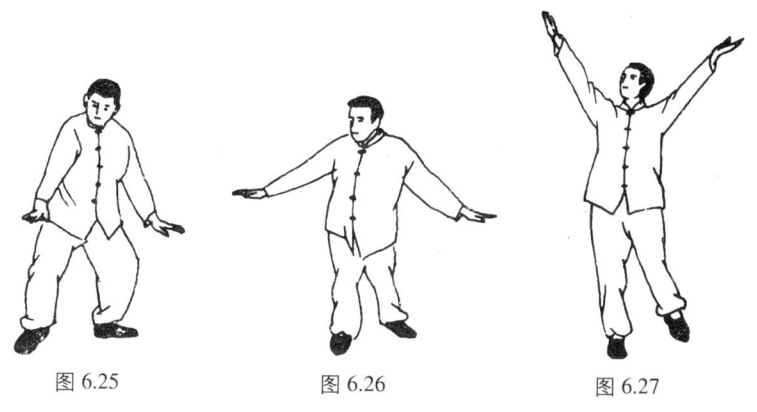

图6.25　　　　图6.26　　　　图6.27

2. 合太极（"十字手"式）

（1）两掌于头顶上，虚灵地交叉呈头上"十字手"式。如图6.28。

（2）两掌沉下按：松腰胯、微下蹲、继直立，两掌十字手置于胸前，目前视。两掌分开下按，呈虚净太极式。如图 6.29，图 6.30，图 6.31。

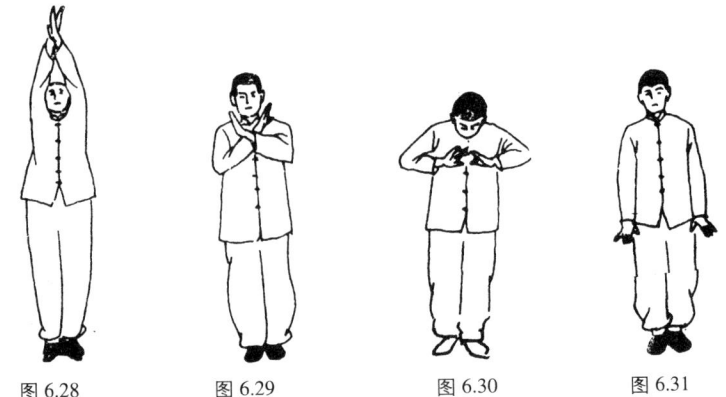

图 6.28　　图 6.29　　图 6.30　　图 6.31

3. 归元桩

这是太极拳锻炼结束时之重要修持，应从"时间上"加以重视。笔者体悟：至少应虚静、空灵地站桩十分钟以上，以收练功中之"元气"和大自然之"真气"（或浩气）于自我一身、一处（即下丹田。先贤们认为大脑、脊髓为自我之第一生命，下丹田系先天元气所在，为自我之第二生命）。

(1) 两掌自然松静下垂，指尖贴于两股侧"风市穴"处，咽津下丹田，感应下丹田之动静；全身放松，目视前方。如图 6.32。

(2) 站归元虚灵桩：接上式，两脚并拢，继续感应下丹田动静，松静站立，如图 6.33；调匀丹田之"凹凸呼吸"运动（以后脊"阳关穴"为准则点，吸凹呼凸的收缩、松鼓运动）。调理时，以恍兮惚兮、

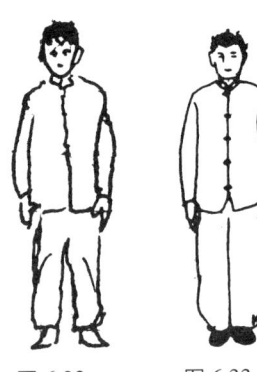

图 6.32　　图 6.33

动静之间

若有若无为佳、为妙，进而忘息忘调，进入"三忘状态"（忘形、忘相、忘我状态）；此时，即可以"与天地同虚净、同无涯、同长久、同智慧"！此，即归元虚灵桩之妙奥、之效能，亦乃太极复归无极之妙奥、之效能；请练拳者，务必珍视。

附记：如能体会太极拳锻炼时的这一哲理、拳理，即动中有静、静中有动，或动中有虚静、虚静中有动之哲理、拳理，即本书所讲"动静兼修，以静为本"之哲理、之拳理，当能同日月常在，光泽长生。

这，说得有些夸玄其词吧！也许如此，但亦未必。下面讲一个故事，它是一个真实的事迹：

笔者在地坛公园活动时，见一位练陈式太极拳好手小王同志，走架十分滑利，但却诸疾缠身：头痛、骨节痛、疲累不堪……我则教他锻炼吴式太极拳，不过"五式"。半年之后，其病状逐渐消失，至今他仍坚持不懈，而视之为"正餐"。甜头何在呢？我主要教他"以神导形、以柔致刚"之拳理，"练拳入骨髓"之真谛；他打掉了一切虚晃招式、走架之后，收到了"虚灵太极拳"的健康效应。以后，他又随我学静修、静坐，至今不仅身躯健壮超常，而且灵智功能顿生。一次深夜，他爱人心脏病发作，不省人事；他在情急之中进入了虚灵之境，结果灵感顿生，给他爱人进行急救按摩，使其旋即逐渐苏醒过来，待天亮时送医院救治，得以保全了性命。

本拳式，系根据先师杨宇廷、王培生之吴式太极拳之理法、之图式而制定。此中"虚灵太极拳"、"五式"、"运化五脏"等义，则系根据参悟中医学之经脉、五脏运行哲理而构思出的锻炼理法。本拳式在智慧和长寿方面将收到可期效应。

新八段锦

八段锦，是我国传统养生锻炼中一种简要有效的健身功法，最早见于宋代洪迈所著《夷坚志》。书中记载了八段锦的行练，并别称为"长生安乐法"，足见其长寿健身功效非同一般。据传吕洞宾修炼八段锦，又称为"吕真人长生安乐法"。其传承套路较多，不尽一致；现仅以清光绪初无名氏所编导的套路歌诀为据，《脉望》中所提"八字妙法"为髓（"虚心实腹、饥气渴津"八字：练功过程中要调息于下腹部，令腹部充实地食气、受津），并结合自我修炼经验——"四时之生长收藏变化"、"五行之北方肾水、东方肝木、南方心火、中央脾土、西方肺金的相生运化"——编制了这套功法"新八段锦"：结合"四象（四季）、五行（五方、五脏）"的生化原理，以八段锦绣般的动作进行整体健身锻炼。

相比原编套路，"新八段锦"的套路有它独特的个性、效应。

1. 锻炼顺序不一样。

（1）原编套路顺序：双手托天理三焦→左右开弓射大雕→调理脾胃单举手→五劳七伤往后瞧→摇头摆尾去心火→背后七颠百病消→攒拳怒目增力气→两手攀足固肾腰。

（2）新编套路顺序：双手托天理三焦→两手攀足固肾腰→攒拳怒目增力气→摇头摆尾去心火→调理脾胃单举手→左右开弓射大雕→五劳七伤往后瞧→背后七颠百病消。

2. 与原编套路练法相比，新编套路则专注于"四象、五行"、"躯体骨髓"的锻炼，以利于心灵、五脏、四肢等，得到整体锻炼的效果。

3. 与原来练法相比，新八段锦要求在"虚静、咽津、食气"状态中进行，以利身心健康，进入最佳境界；"食津而胎仙"（咽津可进入胎息仙境。——《黄庭内景·玄元章》）；"食气者、神明而寿"（吞食真气、内气，即可神明而长寿。——《养性延命录》）。

据此，"新八段锦"的修炼步骤，大致如下：

1. 预备：松静站立（松腰、提膝），咽津于下丹田，鼓荡丹田一会儿，以伏气于丹田（伏气：食气）；从而完成咽津、食气之养生要诀，使内气、真气充沛，锻炼健身效益至大。

2. 分解动作：其八节之锦绣柔化分解动作，请按下述"图示"，逐步进行运作。

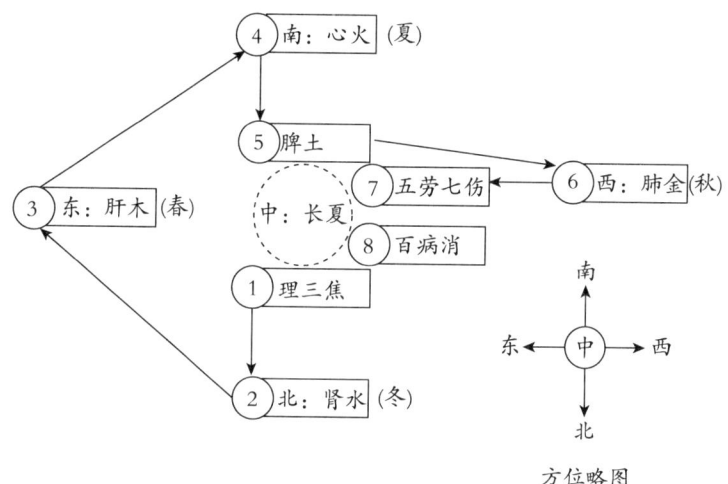

图 6.34 四象、五行生化图

第一式 两手托天理三焦

1. 松静站立（上图中央之①位）；咽津、咽气于下丹田，双掌重叠于腹部前，感应丹田中之动静一会儿，以调动其元气、肾气，而运化周身气脉。

2. 松腰、提膝，双掌由腹前左右分开，缓慢上托；掌心向上，抬头，目视两掌；脚掌下踩，同时双掌上托天外天数次，并感应三焦动静变化：上焦上抻、中焦虚静、下焦下沉之动静变化，如图6.35。

3. 两掌随腰、膝松力、两肘松力，由两侧下落，抚摩于腹部处（意念回收苍天气于体内）。

本式功效：重在调理三焦、五脏六腑机能，调理气血，同时令躯体四肢得到抻缩、弹性锻炼。

第二式　两手攀足固肾腰

1. 承上式，移步"四象、五行生化图"中之北方（图中②位）；松静站立，咽津、咽气于下丹田，以调动其元气、真气的运化。

图6.35

2. 松腰、落胯、后仰；双掌随之后仰至极度；脊椎（督脉）即得到节节松弛的后仰锻炼。

3. 松腰、松肩、松肘，慢慢直立，俨然撑天踏地的"上大人"。

4. 松腰、松膝；两掌沿环跳穴、腿后向下摩运，至两脚背、前趾；双十指、趾相接，上下气血相通；目前视，随即百会穴下扎，入地心至极度，如图6.36。

5. 感应下丹田动静，即命门与神阙间之吐纳呼吸运动情态，以增强肾脏机能之运化，使肾气充盈。

6. 松腰、松膝、松肘，缓缓直立。

本式功效：强健"肾腰"，随之完善"水火既济"修持。

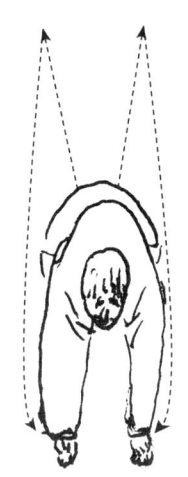

图6.36

第三式　怒目攒拳增力气

1. 承上式，移步"四象、五行生化图"中之东方（图中③位）；松静站立、咽津、咽气于下丹田，以调动其元气、肾气的运化。

2. 身体重心右移，左脚向左开步；松腰、坐腰，两腿屈膝半蹲呈马步；同时两掌握固，抱于腰侧，仰拳；目视前方；内照肝胆、周身筋节。

3. 右拳缓慢向前，到目标点，螺旋右拳，以寸劲冲出，与肝胁同高；俯拳，同时瞪目，视右拳冲击目标，如图6.37。

4. 右拳缓慢收回，置右腰侧。同理，出左拳冲击。

5. 左右拳可出击三次许；毕，两拳收抱于左右腰侧。

本式功效：调理肝胆机能、筋膜柔韧弹力、视力。

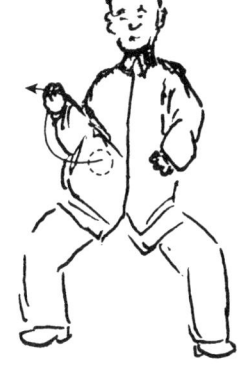

图6.37

第四式　摇头摆尾去心火

1. 承上式，重心右移落于右脚，收左脚；缓慢虚领顶劲，气沉丹田，松静站立，移步"四象、五行生化图"中之南方（图中④位）。

2. 松腰落胯，屈膝呈半蹲式马步。同时，两掌扶落于膝关节之上，肘松曲，小指向前；目前视远方，仿佛混元一气。

3. 虚领顶劲，躯体重心稍微向上升起；略后仰，而后右下移、向前移、前俯；目向前俯视。随之，继续左移、左转，全重心落于左脚；即完成第一次"摇头摆尾"。接下去，即可由左、而前、而右地移转、俯伏三次许，令身心得到摇摆锻炼，如图

6.38。

4.还原成半蹲式马步；慢松腰松胯，收左脚；虚领顶劲，头、身上起，松静站立。

本式功效：调理元神、心脏，令心火下降，而得到心平气和的效益。

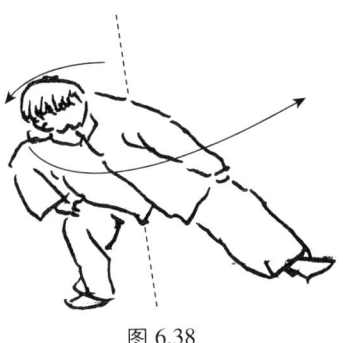

图 6.38

第五式　调理脾胃单举手

1.承上式，移步"四象、五行生化图"中之⑤位；咽津、咽气于下丹田，调动内气、元气运行。

2.松腰，松肩；同时，左右掌分别竖直，上插下杵，仿佛天破地裂；接着，双掌改用上托下按，仿佛天移天外，地塌地外，如图6.39。如此左右掌分别上举下杵动作，可重复进行三次许。

3.接上动作，可进一步作妙趣修炼：天上人间，我自逍遥天外天，地外地（如图6.39箭矢所示）……

4.慢慢暗示：松静站立，继续进行下式修炼。

本式功效：重在调理脾胃机能，并使神志、肌骨得到相应锻炼。

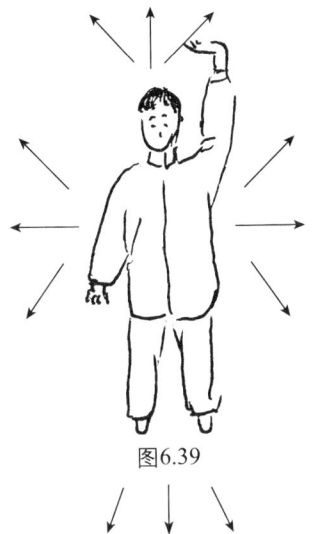

图6.39

第六式　左右开弓射大雕

1.承上式，移步"四象、五行生化图"中之西方（图中⑥位）；松腰、屈膝、开步，呈半蹲马步。

2. 在胸前拉弓射大雕：右掌屈指成"鹰爪"，向右"拉弓"至肩前；左掌成箭指掌（食指、中指前抻，余三指屈扣于劳宫前），或八字掌（食指、拇指呈八字分开，余三指屈扣于劳宫前），向左侧射出，与肩同高，犹如拉弓射箭之势；目视箭指或八字掌之前方目标，如图6.40。

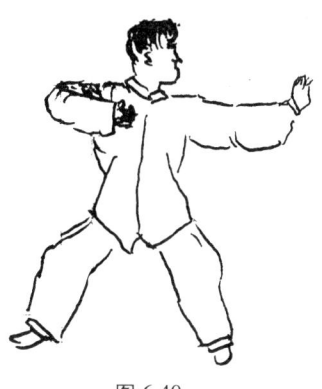

图 6.40

3. 如此左右拉弓射雕，可进行三次许。

4. 双掌收回腹部前；松腰、收步；松静站立。

本式功效：利于开胸扩背，调理肺脏机能；对于颈椎、腰椎、手足四肢劲力、弹力等均有良好的锻炼作用。

第七式　五劳七伤往后瞧

1. 承上式，移步"四象、五行生化图"中之⑦位；松静站立，目视前方，双掌后背，分别置抚于肾俞穴。

2. 松静直立，头部、双目尽量向左转；目视右后侧，仿佛一片虚明……接着双目下视右足跟，至足跟温热为佳（也可能传导至全足掌）；同时，也应感应两肾的状态（或温热，或痒胀、酸麻；此为良好调理现象，近似按摩、针灸效应），如图6.41。此动作，先左后瞧，再变为右后瞧；可进行三次许。

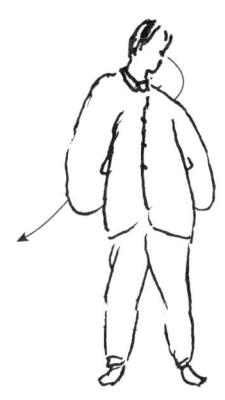

图 6.41

3. 左右后瞧完成，即恢复目视前方之南向站立姿势。

本式功效:"五劳七伤",即指五脏劳损(心、肝、脾、肺、肾之劳损)和七种病症伤害(食伤、饮伤、饥伤、忧伤、劳伤、房室伤、经络营卫伤七种)。本式通过逆向运动——后瞧、后照、后扭转,可令头部、颈椎、五脏病候、四肢等得到"反向、反正规"的扭屈、伸缩、挣扎、转换刺激等动静运动,获得调活疗效。

第八式　背后七颠百病消

1. 承上式,移步"四象、五行生化图"中之⑧位;松静站立,双脚并拢,双掌后背,置摩于肾俞穴,目前视,如图 6.42。

2. 内视腰胯,并以之为颠颤轴心,上下颠颠颤颤地抖动;此时,可意想全身骨架、关节随之抖动放松、全身结构、细胞亦得到整体、深沉的放松。此颤动,可连做七遍(此为概数,不必执著,应以舒爽为度;古人以"七"为生杀之数,即生化不已、消灭邪衰之数)。

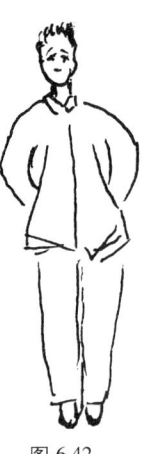

图 6.42

本式功效:可令紧张、紧箍、劳累、痛处等身心现象,得到松弛、舒展之自然调治;自我即可随之逍遥自在、舒心不已。

平时,玩电脑,坐、站劳累了,均可随机进行"背后七颠百病消"这一十分方便的健身活动!

八卦球揉化功

八卦球揉化功的步骤完全与上述混元球一样;但其意想内容不同。此时,意想的是八卦球,运步路线是八卦卦象之顺序路线。但八卦可分为先天八卦与后天八卦两种(两者路线,截然不同）：

1. 先天八卦（伏羲氏八卦）路线是：

乾（天）→兑（泽）→离（火）→震（雷）→巽（风）→坎（水）→艮（土）→坤（地）。

2. 后天八卦（文王八卦）路线是：

乾（天）→坎（水）→艮（土）→震（雷）→巽（风）→离（火）→坤（地）→兑（泽）。

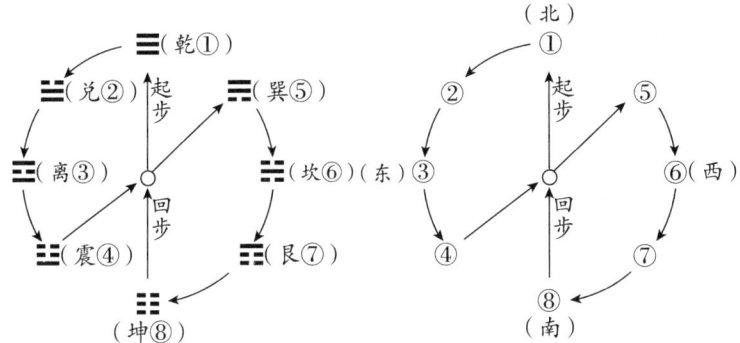

图6.43 先天八卦卦象图路线　　图6.44 先天八卦球揉球路线简示图

从养生修炼而言，我们常常采取"后天返还先天"的理念进行修炼。后天，常指人们在社会、人事实践中，所持有的思想意识、性格、素质；先天，则与后天相反，常指人们所具有的初始的、本原的性质禀性。

联系到"八卦球揉化功"的修炼及基本效应，笔者主张以先天八卦图为"意想球"运行路线。

1. 以"意想"把握先天八卦卦象、图形。
2. 揉动"先天八卦球"，并进行运步锻炼。

（1）松静站立，排除杂念，咽津、咽气于下丹田，并感应其动静一会儿，以调动下丹田内气、肾气（先天气），来增益揉球运动之效应。

（2）意想先天八卦球于两掌之中，置于胸前，慢慢地揉动一会儿，并感应其存在及情态。

（3）运步揉球，按上述卦位顺序运步，同时揉球不止。

从中央"○"点，向北开始进行运步锻炼：

"○"点：乾①→兑②→离③→震④→巽⑤→坎⑥→艮⑦→坤⑧→（回步）"○"点（中央）。

这一揉球路线、顺序，近似横写的数字"8"，即"∞"形路线。

揉球、运步至每个卦位时，如能与其卦象、卦义联系，效果将更佳。如到乾、坤卦时，则意想，我在揉化天、地，到坎、离卦时，意想我在揉化水、火等；其锻炼趣味，将会超然于寻常。

3.此式运动的幻境、效应，先贤们也常在冥想特撰的诗词中进行，如：

乾坤坎离，南北东西；
虚圆运步，物我两寂；
阴阳八卦显宇宙，
性命双修在其中。

"虚圆运步"，可理解为"八卦圆圈"，我轻灵地运步其中，一切似若有若无；"物"，指八卦之卦义：天、地、水、火、风、雷、山、泽；"性命双修"，指地天交泰之"泰卦"，即"☷☰"，和水火既济、心肾相交之"既济卦"，即"☵☲"，近似道家功夫之所谓还精补脑（亦可孕化为所谓大小周天功夫）。

4.如此运动至手脚轻灵、身爽心宁时，即可慢慢收功。

九宫八卦球揉化功

首先，让我们先熟悉一下"九宫八卦图"，以便更好地理解"九宫八卦揉化功"。

四、巽☴（木：胆）	九、离☲（火：心、舌尖）南 夏	二、坤☷（足、涌泉，或腹部）
三、震☳（木：肝、目）东 春	五、中央（土：脾、唇）守中、守一	七、兑☱（金：肺、鼻）西 秋
八、艮☶（背、督脉）	一、坎☵（水：肾、耳）北 冬	六、乾☰（头、大脑、神府）

图 6.45　九宫八卦图

此图含义颇多，我们仅就智慧养生的意义说明如下：

此图共九宫，每宫方位一定，次序各异；每宫纵横相加其数为十五，对角两数相加为十；四正位表示了四季（春、夏、秋、冬）和方向（东、南、西、北）；守中、守一则居中，表示运步时要心神专一、虚静，不可妄念丛生；各宫都对应有人体的五脏六腑。

先贤们认为，该图直接反映了先天八卦的卦气、卦义，循此修炼，能令我们自然而然地返回宇宙的本原，从而达到大小宇宙一体，即天人合一的境界。

下面我们就具体介绍九宫八卦揉化功的修炼步骤。

1. 松静面北站立于坎位，咽津至下丹田，感应其中动静，意在调动下丹田的能量。

2. 松腰、落胯、提膝，按下面的"九宫八卦运步路线图"中①→②→③→④→⑤→⑥→⑦→⑧→⑨的顺序运步，即可返回先天八卦乾、兑、离、震、巽、坎、艮、坤的顺序以达到返本归原、返璞归真之境界。

3.运步至每个卦位时,静立感应一会儿(感应不同季节的"混沦旋涡"状态,及其卦象、卦义,即天、地、泽、雷、风、火、水、土之宇宙景象)。至终点时,则应重点感应水火既济、心肾相交的状态。什么是水火既济、心肾相交的状态呢?我们可以对照下面的文字加以悟修。

舌漱玉液,相连咽之者三十有六,相续不断。既以存心于下丹田,其神气集于一,其名曰水火既济。(《道枢·金丹泥金篇》)

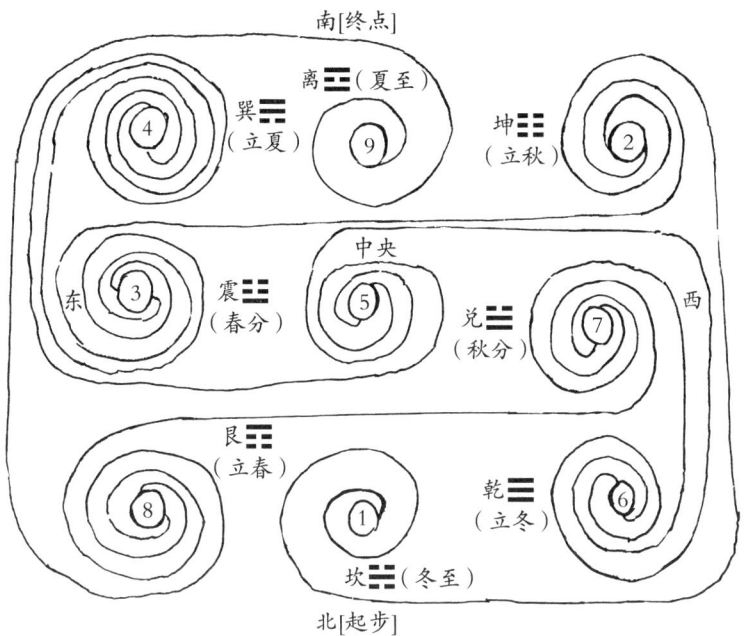

图6.46 九宫八卦运步路线图

这是指闭目，舌顶上颌（颐调肝、心二气，亦即肝心之火），接着咽津（水谷、肾水）于下丹田，如此即可达到神气相依，肾气旺盛，既济卦象相克相益之境界。

方寸（心田）之中谨盖藏（内藏、内养），精神还归（内守、内照）老复壮，侠（伴随）以幽阙（神阙，喻肾）流下（流行于上下）竟（始终），养子玉树（身体健壮如不凋不残之玉树）令可仗（依靠）。（《黄庭外景经·方寸》）

这段话的意思是，善养生的人心神常常内藏、内养，而不暴露外逸；精神常常内照、内守于下丹田。这样做可以令心肾相伴，上下流行不止，如同周天环行无端，使身体如同玉树之不凋不残，延年长寿，返老还童。

4. 运步至手脚轻灵、身爽心宁时，慢慢收功。

此九宫八卦之揉化功法，可作为扩大养生情趣而体修，不必执著进行。但修持时，思想情绪当以进入一定境界为宜。下面的顺口溜，可作为运步时的参考：

九宫八卦各有真（先天真气、正气、浩气朦胧），

恍兮惚兮八卦景（重点放在感应方位、季节及对应的五脏景象上）。

逆进顺出混沦转（逆顺方向进出，好像围绕着"混沦旋涡"打转），

大小宇宙一虚净（天人合一、方法归一于虚净）。

第七章 静修功

静修,重在对"静"字之体修、体悟。平常,"静"多指清静、宁静;而修炼中,"静"则多指虚静、禅静而言。这一意义已在前面相关章节中作了阐述,望读者多作参悟。

先贤们对静修有独特的理解和要求。

首先,其修炼"内涵":

1.静修,重在修"虚无、清静"。

> 遗形忘体(忘形忘体),恬然若无(舒心空虚地涵盖一切),谓之虚;损心弃意(去掉妄心杂念),废伪去欲(废弃虚伪私欲),谓之无。专精积神(纯洁自我精神),不与物杂(不与无义财物混杂一起),谓之清;反神服气(反神:心神内照内守;服气:又称食气,常指吐纳呼吸),安而不动(静站、静坐或静卧不动,以修内守、服气),谓之静。(《云笈七签·七部名数要记》)

这是说,在日常生活中,要清心寡欲,远离不义之财,以修"虚无";在功态修炼中,则应以静坐为主,"反神服气",以修"清静"。

2.静修,重在"寂静、灵性"。

> 夫静者,定也(定:持续宁静,内守)、寂也(寂:寂

静空旷)、不动也、内安也、无念也、无欲也。安静不动，宥密洁净（宥密：非常宽宥、宽厚），邪风不入，尘埃不生。……静观密察（冷静细微地观察事物），炼己待时之谓灵（善于锻炼自己，把握时机，这就叫"灵"）。……常应常静之谓灵（能随机地显示超常的虚静心智，应对一切，这就叫"灵"）。(清·刘一明《神室八法》)

这是说，常修"静"，可令自己为人"宽厚、洁净"；常修"灵性"，则可以超常的灵智，应对一切人事。

3. 静修，重在修炼"腹部"。

对此，日本的冈田虎次郎（《冈田式静坐法》的作者）有一个有意思的说法，与中华传统智慧养生的静坐修持要旨近似，值得修悟。冈田把人分成三等。第一等人，以头部为主，聚集知识，上实下虚，应对一切；头重脚轻，颠倒一生，不了了之；这是最下等的人。第二等人，以胸部为主，身躯劳作不止，不管黑夜白天；这是中等之人。第三等人，则以腹部为主，呼吸运化，逐步无思无念，进入虚无境界，这就是最伟大的上等之人。

这种说法有其道理，但有点偏执。就我的养生修持实践而言，头部脑神经、脊椎神经是人的第一生命，而腹部（下丹田）的运化得体，则是人的第二生命。神息相依，元气充盈（以静坐为主，修持于下丹田），可长命百岁而不必惶惑。

其次，其修炼方法：

静修效应，与所修方法有直接关系。根据先贤们的实修经验，大致分为两种，即站桩与静坐。下面分别进行阐述。

站桩

这是养颐生命、旺盛精神的主要修炼方法。就修炼姿势而言,可令两脚站立不动,俨然一柱擎天的玉树荧桩;就修炼理法而言,当在不动中"求动"(如意动、神思,呼吸诱导,或无意、无息而动),以增强心灵养颐,脏腑、气血、经脉、骨髓的健康功能。其修炼特点是:心境专一、宁静,上虚下实(下丹田内气充实);奥妙自然,天命自在!

站桩有素的修炼者,常言"百动不如一静,百练不如一站"。现就两种实修站桩功法,简释如下。

无极桩

这是养生益寿、益智的修炼基础功法。其要义在于逐步进入"松静虚无"的境界,以颐养自我神形(身心),得到和谐调理。

1. 松静站立,闭目远视:

闭目,远视,视得越远越好;至极点时,将所视景物(幻景)慢慢回收。

(1) 至印堂→松果体(位于丘脑后上方)→后天镜(玉枕穴之前)。这一远视、回收路线,以往返三次为佳(这可训练视神经、元神功能)。

(2) 接着,运行"督脉"路线:

后天镜→玉枕穴→大椎→夹脊→命门→长强→会阴(感应会阴动静一会儿)。

(3) 接着,运行"躯体中央"路线:

会阴→腹部中央→身躯中央→百会(感应百会动静一会儿)。

2. 咽津,运行"任脉"路线:哽咽、咽津沿任脉而下,至气海,而入下丹田(腹部中央)。

3. 感应下丹田动静(仿佛凹凸荡漾、吐故纳新不已)。

4. 忘掉上述感应,逐步进入"三忘"之虚空境界("忘形、忘相、忘我"的境界);保持5分钟、10分钟、20分钟以上均可,自然而至,舒爽宜人,而不可执著、强求。

5. 收功:暗示"我收功了";睁眼,咽津,拍打丹田若干下;再以腰肢为主宰,上下颠抖数次;收功,迈步。

混元桩

首先需要说明一下"混元"是什么意思。

混元即天地形成之初模糊朦胧的元气状态,也常称为"混元一气"。混元桩即是根据此意象创编而成。

一、修炼效应:心肾相交调元气

这一功法既能调理心肾功能,又能夯实混元桩的站桩基础,增益其大小宇宙之混元一气的锻炼效应。"心肾相交",即水火既济,其卦象为"䷾",其要义是调动肾气,以调节心火之气,从而达到身心(形神)平和的舒爽状态。练功过程主要包含两个桩式。

1. 双掌抚肾桩:双掌背抚于两肾,放松、虚灵地感应两肾之动静(两肾似动非动,似热非热),以调动肾气上行,如图7.1。

2. 双掌上照元神桩:承上式,双掌上照印堂,闭目,放松、虚灵地感应印堂之动静(印堂似松似紧,似空非空),以达到水火相济、相调之境界,

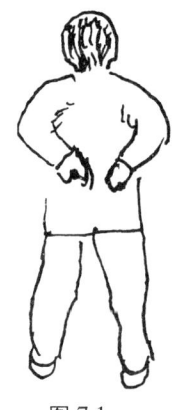

图7.1

如图 7.2。

3. 冥想咽津：冥想意气、津液，同时咽至下丹田，并感应其动静，以强化下丹田之运化机能。

二、修炼方法

1. 松静站立：承上式，松静站立，待下丹田有动静时（热感、跳动感：自然呈现，不可用意念追求），双掌同时环抱于面前（下、中、上均可，可根据自己身心情况而定，环抱部位不同，其调理效应亦随之而易）。

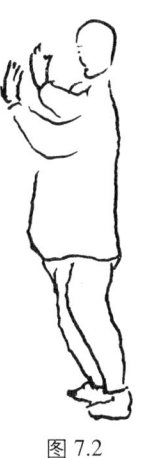

图 7.2

2. 冥想：

双掌环抱一"混元轻气球"于胸前，并感应其存在。此球特点是含天地、万物、自身之混沌元气于一体,而成为一"混元气球"；同时,应感应其"球掌之间"的张力状态。"混元气球"是轻浮的、轻飘的、用力过度，则凹陷而不圆撑，不用巧力，则飘扬而逝。故环抱此"球"时,应感悟此两种意义：既"浑圆"而又"虚幻"，仿佛一虚无缥缈之"混元轻气球"。这一锻炼步骤很微妙：

之一，双手掌试力、试劲：双手掌对应，对"混元轻气球"缓慢均匀地进行按抚、放松（松紧）锻炼；并感应其"张力"的情态、强弱。

之二，双足掌试力、试劲：

（1）双足掌站稳、松胯、落胯、屈膝（下坐，全身重量落于双足掌上），接着微直立，起身上浮；如此身躯"起落"微微，而感应双足掌受力，从而强化腿掌功能。

（2）双足前掌试力、试劲：如上式，身躯"起落"微微数次，而感应双足前掌之受力，从而强化前掌、腰腿功能。

动静之间

（3）双足掌跟试力、试劲：如上式，身躯"起落"微微数次，而感应足掌后跟之受力，从而强化后足跟、腰腿功能。

之三，双手掌、双足掌同时试力、试劲：以强化全身上下机能。

（1）双足全掌"起落受力"时，双手掌同时进行松紧、抚按活动，并感应其"张力"之情态、强弱。

（2）双足前足掌"起落受力"时，双手掌同时进行松紧、按抚活动，并感应其"张力"之情态、强弱。

（3）双足跟"起落受力"时，双掌同时进行松紧、按抚活动，并感应其"张力"之情态、强弱。

（4）松静站立，返回混元桩状态：咽津，感应下丹田动静状态（凹凸起伏微微，似有似无）。

3.忘掉一切，逐步进入"虚无境界"：保持上述混元桩站立姿势，逐步进入"忘形、忘相、忘我"境界（常称的三忘境界），体会大小宇宙一体之"虚无境界"。此境界是混元桩的要害修持阶段，既是强健身心、益寿、益智的要法，又是玄妙的境界与阶段。应着意付出时间，进行修持，若有若无地享受其宇宙能量、宇宙智慧。时间可以是5分钟、10分钟，以至半小时、两小时；逐步增加，不可强求。

4.暗示"我收功了"：咽津，感应下丹田，双掌拍击下丹田数次，颤抖全身上下（腰胯为主宰），收功。

静坐功

静坐的具体修炼功法，儒、释、道、医各家迥异、各有特色。

儒家主张"修心养性",提倡"正襟危坐"(恭谨、端正地坐在椅子上闭目、内守、内养);佛家主张"明心见性",提倡"坐禅","跏趺坐(有全跏趺坐,俗称双盘;单跏趺坐,俗称单盘)";道家主张"清静无为",提倡"调息静坐"、"吐故纳新"(以盘坐、双盘坐为至要);医家主张"神形俱旺",提倡"恬淡虚无"、"正气内存,邪不可干"(盘坐,双盘为主要)。

由之可见,一个显明的静修方法,即盘坐静修,尤其是双盘静修(盘坐有三种:散盘、单盘、双盘),是最为切要的养生锻炼法宝。

双盘静坐,为何被历来养生修炼者视为"锻炼法宝"呢?大体言之,双盘静坐能令整个躯体"上虚下实"、端正稳定,易于减少身心疲劳、不良反应;气沉下丹田,易于发动其气机、功能,使神气安宁,易于入定(专一、持续地入静);气脉自然下行,令两腿脉管通畅而至脚心、脚尖,其酸、麻、胀、痛、痒等现象将逐步消除,从而腿脚变得柔和、刚健、轻灵;同时,气脉自然上行,则腰、背俞穴(督脉俞穴),左右两肩、两肘、两掌(含指尖)可得到自然、柔和、平安的调理;再微微地让"百会"松松上领(上顶),咽津沿任脉下行,入下丹田,即可达到"后天返还先天"之生命本原——虚空、虚静、虚灵,神清气爽,圆融舒畅。一切病疾,如三高、冠心病、关节病、颈椎病等,均将不治而治,益寿益智的效应,亦可不期而至。

为此,笔者根据先贤们的综合智慧,体悟、体修了下述三种静坐功法,如图7.3,供读者参修:冥想静坐、五行五脏运化静坐和调息静坐。

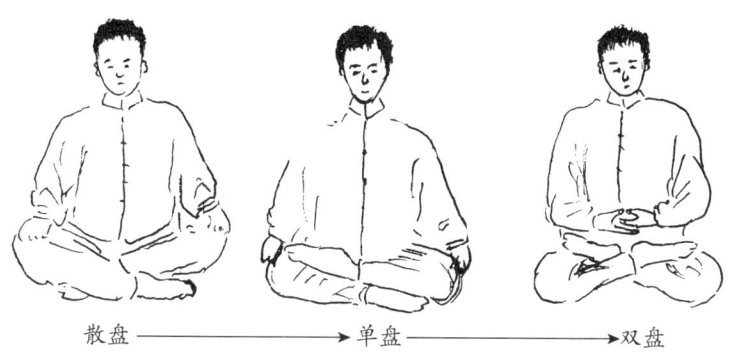

散盘　　　　　单盘　　　　　双盘

图7.3　逐步提升效应的三种静坐方式

冥想静坐

冥想静坐，即静坐时（散盘、单盘或双盘，以双盘为佳）通过深沉幽邃的想象，而达到清静（一念代万念，而清静其心灵）→虚无（忘掉一切，而净化其心灵）的奥妙、峰极修持境界——虚净人生、健康人生之境界！

何谓"深沉幽邃的想象"呢？它可以是缤纷多样的。这应如何把握呢？对此先贤们有很多相关论述，实修方法颇多，这里择要说明几种，作为冥想参修。

一、三复归冥想

> 知其雄，守其雌，为天下谿……复归于婴儿。
> 知其白，守其黑，为天下式……复归于无极。
> 知其荣，守其辱，为天下谷……复归于朴。（《老子·第二十八章》）

第七章　静修功

老子这段话，富有博大精深的修持意义，既是"道"的修持，同时也是自我心灵净化的深沉修持。如何修持呢？可参照下文进行"三复归"之综合想象，或"其一复归"之独立想象：

1. "复归于婴儿"：语云"返老还童"，"青春长在"，正是这种"复归"的真义。婴儿是纯洁、天真、结实、健壮的。寻常，我们可以不拘时辰静坐，冥想自己童年时在庭院、野外的心态、举止、形象等，以增益自己"年轻化"的神形形象。

2. "复归于无极"：常复归于无形、无状之"〇"状态，不计尊卑、上下，以净化自己；成为一个融合宇宙万物、并长生久视的智慧寿星。

3. "复归于朴"：句中的"朴"，指事物本原的纯真质朴的素质、品格。在生活中，静坐中常反思其荣辱、宠贬之事，以纯洁自己，成为一个淳朴敦厚的人、智慧的人。如佛家的"不净观"、"慈悲观"，儒家的"吾日三省其身"，即是。

二、超脱冥想

超脱冥想，即超越常态、常俗的想象。这种冥想境界高超，无一定静坐修持工夫的人，不可执意进行。其超脱、高超到什么境界呢？现引唐代八仙之一的钟离权在《灵宝毕法·超脱分形》中的一段文字，供了解一二：

> 正坐……闭目冥心（冥心：静心、冥思、冥想），静极朝元之后（朝元：静极而动之真气、元气，沿督脉上行至百会——古称天元，以还精补脑；接着应咽津下丹田，保持上虚下实状态），（冥想）身躯如在空中，神形飘然，难为制御（制御：任其自然，不可人为控制其飘然妙态），默

然内观,明朗不昧,山川秀丽,楼阁依稀;紫气红光,纷纭为阵(五彩缤纷,布列成各种阵式似的);……积时纯熟,一升而到天宫,一降而归原处;……积时纯熟,乃如壮士展臂,可千里万里,而形神壮大,勇气坚固;……(如此)则形神俱妙,与天地齐年,而浩劫不死。

这一段文字,集中说明了两点启示意义:其一,如何冥想,想些什么?答案是必须"静心正坐",而后在"静极生动"的状态下开始冥想:在空中飘荡,在山川、楼阁、缤纷色彩中飘荡;我是宇宙中之"壮士"、"形神状大"等。其二,如此"冥想静坐"的效应如何?答案是"形神俱妙,与天地齐年,而浩劫不死"。

三、山水冥想(曾身历过的胜景冥想)

根据先贤们的修炼事迹、资料和我个人的锻炼体悟,我构思了独立的"冥想山水静坐功法",其修炼步骤为:

1. 盘坐;咽津三口于下丹田,以激发心肾相交(水火既济☵)的机能效应;闭目、塔桥、宁心盘坐。

2. 冥想山水之幽邃胜景:我背踞喜马拉雅山上,感到瑰丽雄伟,高耸云霄,万籁俱寂,俨然世外桃源;接着,闭目放视,面前的太平洋茫茫无际,俨然海天一色;感应"山水一气,海天一色"之交融妙境,置身其境,物我两融,身心倍觉宁静、舒爽。

3. 冥想并感应大海之动静、情态、气势(内照内守下丹田):

(1) 翻江捣海,白浪滔天,惊涛骇浪(大动功);

(2) 微波荡漾,涟漪绵绵(小动功);

(3) 风平浪静，神形安宁（不动功）。

这种大海海浪动静之冥想感应，可以调理人体许多病变。例如胃肠不好、肚胀、肥胖之人可多做"大动功"；心绪烦乱、肝火上滞的人，宜完整地操作这三步冥想功——这种不动中之动（静坐中之动），其机能效应能渗透至微循环，即中医所谓孙络穴之中。

4. 坐忘：忘掉上步骤之山水冥想和感应，而进入一种"忘形、忘相、忘我"（常云所谓"三忘"）境界——虚无、虚空，即虚净、虚灵之高峰修持境界。

5. 暗示"我收功了"，咽津至下丹田，拍打下丹田，抖颤全身，离开修炼场地。

四、其他"随意冥想"

可根据上述冥想理法，就自身环境、心态而构思多种冥想修持。如冥想到过的名山胜景："笔架山兮"，何等"笔运苍天"！"鸭子嘴兮"，何其"吞云吐雾"！"一线天兮"，何其"寂静幽明"！……也可冥想圣杰人物形象："伏羲、炎黄兮"，何其"敦敏、神明"！"孔子、老子兮"，何其"立己立人、达己达人"、"无为自化、清静自正"！"焦裕禄、雷锋兮"，何其"兰考面貌改变"、"全心全意为人民服务"！从而不断地培养自豪的民族灵魂、精神，永恒地弘扬瑰丽多彩的民族文化、智慧养生文化。

五行五脏运化静坐

五行，即指水、木、火、土、金。在中医诊疗、身心健康的辨证调理中、造化中，五行具有不可预想的作用。

在健康长寿的修炼中，先贤们常将五行与五脏、五色、五树相匹配；在其相生相克运化中，可以不期而然地获得理想效果。其属性匹配关系如下表：

五 行	水	木	火	土	金
五 脏	肾	肝	心	脾	肺
五 色	黑	绿	红	黄	白
五 树	柏	松	桐	柳	杨

其相生相克关系如下图：

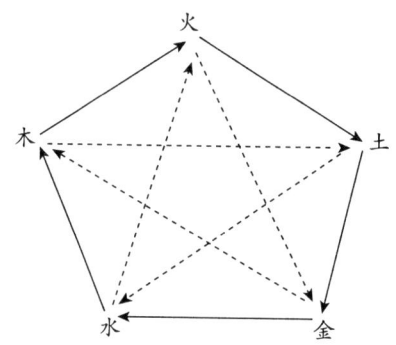

此图中实线为相生关系：水生木、木生火、火生土、土生金、金生水（肾生肝、肝生心、心生脾、脾生肺、肺生肾）。虚线为相克关系：水克火、火克金、金克木、木克土、土克水（肾克心、心克肺、肺克肝、肝克脾、脾克肾）。

我们这里的"五行五脏运化静坐"健身功，即根据上述原理构思，请读者熟习、把握。

下面，即以一定步骤，对"五脏健康"进行针对性锻炼：

第一步，松静盘坐：摇晃底盘，使之舒心稳坐。百会上领，感应宇宙，之后气沉丹田（意、气、津同时沉于丹田）。坐定，坐稳。

第二步，养性、修性：这与养命、修命是一对相生、相根的强身益智理念。各家修炼的理法各异，但就其效果而言，多以性命双修为常规。修性即修元神，常于上丹田处（印堂）养之、修之，旨在增强大脑智慧活动机能的效应。修命即修元气、元精，常于下丹田处修之、养之（如神息相依），以增强"肾间动气"的机能、效应。常云："肾为先天之本"，这是生命力旺盛的根基关于如何在下丹田处修命、性命双修，下讲"调息静坐"中，将集中说明。此处集中讲讲"修性"的方法。

两眼往前看，看得越远越好；茫茫一片，再模模糊糊看一点；闭目看此一点（物无其物，无有其形，模糊一点。闪光？闪光！）；慢慢往回收于印堂→松果体→后天镜（玉枕前：观其有无）；再沿前路线放出去，放得越远越好（闭目随视）；再沿放出去路线收回至印堂→松果体→后天镜。如此，看出收回，收回看出，可进行三次。

至第三次时：后天镜→玉枕→颈椎→夹脊→腰椎（慢慢地沿督脉下行，至有病疾处，可反复上下几次，仿佛进行自我病兆、病穴之按摩似的，至该病兆、病穴处有热温感、舒爽感为度；如脾胃不适，可在脾俞处，上下重复运行）→长强→会阴（至此穴处，可感应其动静一会儿）。

接着由会阴吸气上行至下丹田中央（腹部中央），感应腹部动静（为凹胀、凸肚之微细运动）一会儿，以增强肾气、精气机能及其运化效能，为运化"五脏健康"奠定根基。

第三步，"五脏健康"生克运化方法：通常可以"先泄后补"的方法运化（"先克后生"原理运化）。

1. 相克路线

肾水→膀胱→心火→肺金→肝木→脾土→肾水

运化每一脏腑时，均应同时运用四项机能进行活动：用意想进行观照、内视、揉动、吐音。现以肾水起运为例，说明其进行态势。

（1）双掌照映两肾（背后，命门两侧）。

（2）两目内视两肾之大小、形状、颜色（黑色）。

（3）两掌揉、捏、压、推、抓动两肾，并感应其受力情况（至心脏时，动作要轻微，若有若无即可；至胃腑时，不可下推、下压，以免胃下垂；至肝胆时，可加重一些，有的胆结石可被揉碎，从肠道排出体外）。

（4）依次吐"六字诀"：吹（肾，膀胱），呵（心脏），呬（sì，肺脏）、嘘（肝木）、呼（脾土）、嘻（三焦）。这"六字诀"、"六音"被先贤们认为是排出脏腑毒害、增强脏腑功能的重要方法之一。这一吐音健身方法，常可单独地随机地进行。

肾脏如此运化，其他内脏运化（心、肺、肝、脾）亦应包括此"四项机能活动"内容，逐步进行。

2. 相生路线

肾水→膀胱→肝木（含胆脏）→心火→脾土→肺金→肾水

与相克运化之意念、动作、要求相同，即与"四项机能活动"内容相同，不可或缺。

第四步，咽津、感应腹部动静：承上式，吐完"六字诀"之"嘻"音后，即可咽津下丹田，并若有若无地感应腹部动静（其凹凸动静），并感应其带来的愉悦、清爽情景……

第五步，忘掉上述若有若无的凹凸起伏动静，以及愉悦、清爽的感觉，逐步进入"忘形、忘相、忘我"境界，感受"我即宇宙，宇宙即我"……虚无，……虚净，乃至"与虚空同体、同寿、同智"的境界。

第六步,暗示"我收功了"。咽津,拍打腹部、全身,慢慢坐起,站立抖颤,收功。

调息静坐

调息的意义与效应,已如上篇第四章所说,是生命的本原、根蒂,这是智慧养生的基础课、必修课。

古人常称作吐纳、玄牝,今人多称为呼吸;在实际修持中,又常称其为食气、服气、用气、咽气、炼气、调气、伏气、御气、运气(收心静宁,感应内气自然运行,可令血脉畅通)、淘气(一种排出体内浊气,常以"呵"音排出之)、闭气(宁静无思,感应下丹田中之极其细微、若有若无之动静;无口鼻之内呼吸)等。

"调息、调心、调身"三种,常结合在一起运化,但其中多以调息为至要;而调息中,又多以胎息为最要。

先贤们对此类功法的修炼,十分珍视,论述颇多。现引下述两段文字,进行论证:

> 鼻端有白,我其视之;随时随处,容与猗移(身心包容一起,十分美好)。静极而嘘,如春沼鱼(如湖中鱼儿,息由飘荡);动极而翕(翕:xī 收敛、静止),如百虫蛰(蛰:冬眠)。氤氲开阖(气雾弥漫,雾散不测),其妙无穷;谁其尸之(尸:主持、支配)?不宰之功(收到自然无为的功效)。云卧天行(飘卧云中,浮行穹苍),非予散议(我失去想象);守一处和(冥寄此处,身心和谐万分),千二百岁(如此,即可长生久视)。(宋·朱熹《调息箴》)

动 静 之 间

宋代大儒、著名理学家朱熹对"静坐养生"十分重视，他主张"半日读书，半日静坐"，甚有意趣。这首《调息箴》主要讲了三点。其一，调息的方法为观"鼻端之白"，眼微闭，观其"白而非白，非白而白"，并同时感应鼻端之吐纳呼吸状态，以"似有似无"为佳；慢慢地，身心与此包容一起，美好随之若有若无出现。其二，"观白"、"感息"之境界为渺茫一片，混沌一片，气雾一片；如云烟，如虫蛰，动静不居；天上人间，任它浮玄，妙景妙趣，岂可思议！其三，调息的效应为"守一处和，千二百岁"，如此冥想玄虚，则身心和谐，气血畅通，长命百岁便随之而至！

明代道学家、养生家张三丰擅长拳术，太极拳即其所创。他的养生修炼很有特色，强调排除杂念，静修下丹田，以调和呼吸为至要。

对此，他在《道言浅近说·打坐调息》一文中有精要的论述：

> 初学必须从内呼吸下手，此呼吸，乃是离父母重立胞胎之地（乃是母亲怀胎的地方），人能从此立功（人能从这里得到异常的养生功效），便如母呼亦呼，母吸亦吸之时，好像重生之身一样（这好像再生胎儿一样，我由之成为新孕中的胎儿）。
>
> ……
>
> 打坐之中最要凝神调息。……凝神调息，只要心平气和（心平气和这四字，为打坐调息要诀——作者注），心平则神凝，气和则息调。……修炼不知玄关（解释颇多，不可绝对。此处约有二义：玄妙的景象、境界；玄妙之修炼关

窍——常指下丹田，即上述母亲怀孕胞胎之腹部）……则从何下手（便无从下手修炼）！

为什么要从下丹田下手呢？因为此处为最佳的关乎生命力旺盛之宝地：精、气、神（元精、元神、元气）旺盛之宝地。

调息要调真息息（真息息，即元息、元气；不是凡息），炼神要炼不神神（不神神，即元神；不是识神）。真息之息，息乎其息者也（元息，才是调息中的养妙之息）；不神之神，神乎其神者也（元神，才是神奇的神明）。

如何颐养、孕养这"真息息"、"不神神"，即"元神，元息相依"进而"元精"、"肾气"充盈呢？张三丰对此也有论述：

总要无人心（无人心：忘我、忘心、忘妄念），有道心（道心：道德之心、悟道之心、混元一气之心），将此道心返入虚无（忘掉"调息"，逐步进入虚无境界；这是益寿、益智的高峰修持境界——作者注），昏昏默默（忘我、无思，与宇宙混元融为一体），存于规中（恍惚存于下丹田中），乃能养真息之息，得不神之神（如此，就能令元息、元神、元精得到自然颐养，而返老还童，青春长在）。

先人们这些论述，读之神秘，修之亦艰；其实质是"乾以易知（智慧），坤以简能（功能）；易则易知（了解、把握），简则易从（遵从，施行）。"（《易经·系辞上》）苍天（乾）以其平易来显现智慧，大地（坤）以其简易显现功能；平易便容易被人认识、把握，简易便容易让人领会、执行。联系到修炼"调息静坐"的实际操作也是如此。大道至简，只要晓其梗概，持之以恒，定能收到相应的修炼效果。

中华智慧养生文化中之"调息"、"静坐"功法简而易行，但其功效不可小视，可以渗透全身而入其微梢。

"调息静坐"功法通常可分为三个阶段进行：导引调息、随息和忘息。

第一步，导引调息。

这一部分通常也分两步进行，即预备热身和意念导引调息。

1.预备热身：意在将寻常的身心状态调理为宁静悠闲的修持身心状态。

（1）虚领顶劲，气沉丹田：百会上领（感到凹肚，后脊椎一节一节地拉直、上伸），慢慢地感应太阳系，感应银河系，感应外星系（此时，宜停一会儿感应其寂静、幽邃、虚明等，……以自化、自正）。

（2）养性，修性——意在调理大脑、心神、眼力的清爽虚灵功能。修炼方法见"五行五脏运化静坐"中的内容。

2.意念导引调息：在下丹田中，以意念进行缓慢细微的"吐纳呼吸"运动，常表现为"一凹一凸"，即"一瘪一鼓"的腹肌吐纳呼吸运动。这可能是今人所说的深呼吸运动或有氧运动。其具体操作方法如图7.4所示，如下述：

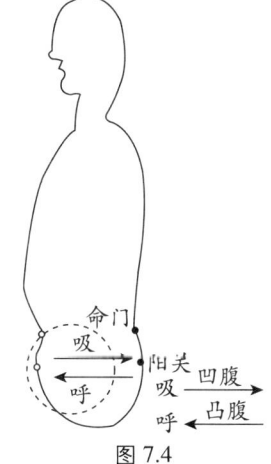

图7.4

（1）"吸"之运化：意念置命门穴或阳关穴处；暗示"吸……"，感觉前腹诸穴，如神阙、气海、关元、中极……逐渐内收（凹缩）贴近于命门、阳关；略停一会儿，但是不可憋气（憋则气脉阻滞，为大害）。功夫娴熟至极后，可"闭息"（口鼻气息出入无感觉，而内气微微，空虚无物，似有停息之感）。

（2）"呼"之运化："呼"之运化，不在"呼"，而在于默念"松"（初学调息者，必须如此），即以"松"代"呼"。其意义颇大、颇深，可令丹田运动"松紧自如"，进而波及全身"松紧自如"，使气血运化，也得到"松紧自如"的良好锻炼。

（3）"呼吸调息"之整体锻炼：将上述之"吸→松"调息运动，进行完整锻炼："吸……"，感应凹腹运动之情景，这可激活腰椎、命门、阳关诸穴等的调理、治疗效应；"吸"至一定极限时（不可执著追求，以舒适为度）即运化"松……"，感应凸腹情态，这可激活前腹神阙、气海、关元、中极诸穴的机能、功能。

如此反复进行的"意念导引运动"，可至十次左右，即"吸、凹腹 <u>至</u>→ 松，凸腹"的导引运动，可操作十次左右。

这样，"腹部调息运动"（下丹田的调息运动）即可完美完成。

第二步，随息。

上阶段的导引调息是"我炼息"，这个阶段则是"息炼我"。这实质上就是让元神（不神之神，相对于识神而言）、元息（真息，不息之息，相对于意识调息而言）发挥其"不息之息，息乎其息者也，不神之神，神乎其神者也"的功能效用。例如，练太极拳，先是一招一式地练其拳路，而所谓"拳打千遍自然熟"，熟以后会怎样呢？会不想什么招式、拳路而随意进行，以至于拳式套路"在支配我"而练了，即可以进入"练而不练，不练而练"的高级阶段,此时,健身益智效用最大,因为心神、身躯得到了宁静至极的调养。从调息到随息之原理,也是如此。

随息的锻炼,重在"随"。何为"随"呢?大致可以这样进行:

1.感应腹部凹凸之起伏运动:大小、强弱运动,或由小弱至强大的运动。

2.感应"腹部各部位、各穴位"之情态:命门、阳关(可调肾气,治疗腰椎疼痛、虚亏等疾);神阙、气海、关元、中极等(可调肚胀、胃肠失调、尿频、阳痿、遗精、闭精,可补益元气、充精)。

3.感应腹部"自我调息"之机能能量:热能、电磁能、光能等景象。

4.感应腹部"自我调息"之若有若无的渗透,由躯体皮肉(重点是上中下焦之躯体皮肉)进入四肢,进入五梢。

上述这些感应,只是被动的、自然的、不可执著地探求;当在"虚静至极"、"恍兮惚兮"中体会其隐隐显现。于此,即可进入"胎息"之修炼。

什么是胎息呢?先人们论述颇多,现引三段文字,作简要说明。

例一,达摩禅师在《胎息诀》一文中说:

> 夫炼胎息者,炼气定心是也……气若定则色身无病(色身即肉身,佛家认为是未开悟、未得道之身),禅道双安。

这是说令元神、元息常调理于丹田之中,则神定、气定,这是"禅定双修"、胎息悟修的要诀;是南朝达摩禅师面壁九年的著名论述之一。

例二,东晋著名道学家、医学养生家葛洪在《抱朴子·释滞》中说:

> 得胎息,能不以鼻口嘘吸(嘘吸:呼吸),如在胞胎之中(如母亲腹中胎儿之微弱呼吸状态),则道成矣(道:指丹道,即神息相依、元精充盈的生命状态)。

《抱朴子》认为,胎息就是下腹中(下丹田)之微息运动、无息运动,而不是常人的口鼻呼吸运动。

例三,五代炼养家刘海蟾在《胎息诀》一文中说:

> 圣人久炼胎息者,常纳于丹田,故微微出入,定自身安而得长生。长生者,乃心与神气相合,与道同真也。

曾被元世祖封为"明悟宏道真君"的全真教北教五祖之一刘海蟾对胎息作了较全面的论述。他说:"凡一昼一夜,一万三千五百息,常常口鼻中泄了真气。胎息则可真气(内气、肾气)长存,而不泄失。"胎息要在宁静的心态下进行,内照腹部(下丹田),感应其在胞胎中之呼吸动静:缓慢、细微,若有若无,恍兮惚兮。感应过程中,如津液充溢,则随之咽下丹田,以增益心肾相交的养颐能量。依此,读者可在日常生活、工作中,随机进行锻炼。只要持之以恒,即可获得"身安"、"长生"效应。什么是"长生"效应呢?在自我则"心与神气相合"(元神、元气相融合于丹田,内气即充盈);进而,"与道同真",即与宇宙混元之道一体，同其本真、本原。

对于胎息的修持功效，我们再引宋代苏轼的一段文字作补充说明：

> 今此法（胎息）特妙，乃知神仙长生不死，非虚语也。其效初不甚觉，但积累百余日，功用不可量，比之服药，其力百倍……若信而行之，必有大益。（《上张安道养生诀论》）

苏轼对胎息的修持功效非常笃信，因此他说坚持修炼"百余日"，"必有大益"。

第三步，忘息。

忘息即忘掉调息、胎息，进入"虚空"的境界，先人们常称之为"忘气"。"忘气"为进入"虚空"之根基。金代的刘志渊，对此有明确的论述：

> 忘形养气气为根，忘气养神神养真（真：元神，或指真气，即先天真气）。
>
> 神亦复忘虚即养，养虚合道到上人（虚：虚空，物我两忘，智慧养生之高妙境界。养虚：炼虚，即道家所谓炼虚还道，成为道知、道行至上之人）。

这是说，修炼过程中，我们应逐步进入"忘形、忘气、忘神"之三忘状态，以达到"炼虚还道"之妙境，而成为灵智超常、道行至上之人。

具体如何修持操作呢？大致可以这样运化：

先忘息（忘掉下丹田中之"微息"运动），继而忘掉自我身躯四肢，最后忘掉宇宙万事万物，臻至虚空无物的境界——我、物、宇宙俱忘的境界，从而实现虚净人生、智慧人生。

龟灵功

《礼记·礼运》中记载："麟、凤、龟、龙，谓之四灵。"就是说，龟、龙、凤、麟四种兽禽，古人称之为"四灵"，并受到普遍尊敬。俗话说"千年王八、万年龟"，龟更是被视为动物中的彭祖。因此，从养生的角度，琢磨一下龟长寿的秘诀，似乎是有其独特意义的。

龟，爬行动物，背腹有甲，其种类颇多。有的龟，头尾和脚可缩入甲内；在水中或陆上都能生活；耐饥渴，有灵性，寿命很长。

其形体，可熟悉一下，以利修炼：

古文献中关于龟的记载很多，归纳起来大致可从两个方面展开论述：龟之性能；龟之活动、素养、修炼（龟灵功修炼）。

其一，关于龟之性能。

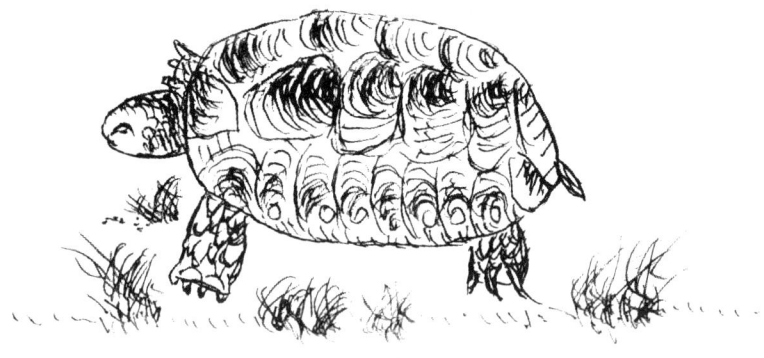

图7.5 龟灵图

现引一些相关文献论述,从下述几个方面说明。

1. 关于"龟寿"

例一,《史记》说,龟寿可致"三千岁",或"寿比天地":

> 龟者,是天下之宝也……生于深渊,长于黄土。知天之道,明于上古。游三千岁,不出其域。安平静正,动不用力。寿蔽(比)天地,莫知其极。(《史记·龟策列传》)

这是说,龟是天下的宝物。它既可以生长于水中,也可生长于陆地;它能感知天地人间、上古之世事变化规律;居游一地,可三千年而不易地;性格平正、安静,行动时毫不耗费力气。龟的寿命呢?可与天地齐寿,简直不能知其寿命之极限!

例二,《抱朴子》说:

> 知龟鹤之遐寿,故效其导引以增年。

这是说,龟、鹤都是千岁、长寿的动物,人们只要学其形态、吐纳等方法,就可"增年"而"遐寿"。

2. 关于"龟辟"

龟能辟邪去害,居于芳香、安然之地。

> 有神龟在江南嘉林中。嘉林者,兽无虎狼,鸟无鸱枭(鸱枭:传说该鸟类常食其母,古人以为恶鸟),草无毒螫,野火不及,斧斤不至,是为嘉林。龟在其中,常巢于芳莲之上。(《史记·龟策列传》)

第七章 静修功

这是说，神龟所巢居的地方是神奇而美妙的——"江南嘉林中"。这里，虎狼、鸱枭等凶猛禽兽绝迹，野火烧不到，斧斤之声听不到，十分美好、平安。神龟巢居于芳香的莲蓬之上，安然之至！

3. 关于"龟息"、"龟咽"

两者对于元气充盈、健身增寿十分有益；本原养生者，不可忽视。

（1）关于"龟息"。龟，终身以腹部（丹田）呼吸之微弱起伏动静、若有若无之起伏动静，来维持其生命之虚静调息运动，可称为龟息。这是龟的一种特殊天赋，它可以在长期没有饮食的条件下，仍能维持其生命至几十年或更长久。

例一，明代赵台鼎在《脉望》中说，"龟息"，可令人"神明自若"：

绵绵若存，若龟息。内不出，外不入。

这是说，练功调息时，可像龟息一样，微弱地、连绵不断地、若有若无地只在腹部内（丹田内）进行，达到"内不出、外不入"的状态，这样即可进入高深、玄妙、神明的境界。

例二，《抱朴子内篇·对俗》中说，"龟息"，可令人忍饥耐寒，获得长生：

其郡人张广定者（其郡：指东汉时之太丘郡，即今河南永城西北），遭乱常避地（遇乱世常觅避难地方）。有一女四岁，不能步涉（不能走动跋涉），又不可担负（又不能承担负重），计弃之，固当饿死（自然会饿死的）。不欲令其骸骨之露，村口有古大冢（冢：坟墓），上巅有穿穴（坟上巅有洞穴，穿透向下），乃以器盛之，縋之（把女孩装盛在器物中，用绳子拴住往下送），下此女于冢中，以数月许干饭及水浆与之而舍去（留给她数月的饭食、水浆后离去）。候世平定（等到乱世平定了），其间三年（经过三年之久），广定乃得还乡里，欲收冢中所弃女骨，更殡埋之。广定往视，女故坐冢中（女孩仍然静坐在坟墓中）；见其父母，犹识之，甚喜；而父母犹初恐其鬼也。父下入就之（就之：凑近她），乃知其不死。

问之，从何得食，女言粮初尽时甚饥，见冢角有一物，伸颈吞气（伸缩颈项、颈椎，吞食精气），试效之（试着仿效着做去），转不复饥（反而不再饥饿了）；日月为之（每日这样做去），以至于今（至今不止）。……广定乃索女所言物（广定于是探察小女所说的东西），乃是一大龟耳。

这一例论，是一段近乎神话的故事，离我们实际生活遥远。但，就养生修炼成效而言，似乎值得深省；之后，即能得到其长生久视之根蒂修炼途径、启示：

首先，乱世灾难，所带来的苦难，实在令人心胆俱碎。苦难、狠心的父亲，为摆脱其"不可担负"，竟然将其纯洁、天真的四岁小女，"以器盛之，縋之，下此女于塚中"。这，不由得令人惊呼：苍大何在？世道何所？然而也更令人静思：净化人生！纯真无辜！

其次，奇迹事实，超人想象。四岁小女，在"大冢"中，经过三年之久，竟然能不食不饥，而仍"故坐冢中"，突然见到她父母时，不但认识他们而且非常喜悦。

对此，读者可能疑问："这，可信吗？能做到吗？"笔者以为，只要纯真地"故坐"在那里，而且能如下文所述，"伸颈吞气"，"日月为之"地修炼不辍，这种奇迹的出现，即属可能。当然，难度是很大的。我们千万不可以神化的态度去信赖、去追求！

总之，四岁小女靠龟息修炼方法"耐饥耐寒"，"活命延年"，非常值得深思：四岁小女所带粮食吃完了，怎么办？她本能地发现坟墓角落中有一大龟，便顺其自然地模仿大龟伸缩头颈、吞食精气的方法，即"伸颈吞气"的方法，而"转不复饥"，不再饥饿了。尤其值得我们关注的是"日月为之，以至于今"，即她每天、每时坚持不懈地"自我龟息不止"，而终究生命依旧，幸福仍就！

于此，笔者得到的启示是：龟息的生命效应、智慧效许是可信的，值得专注修持。

（2）关于"龟咽"。

常指"食光咽气"，即把宇宙"光源、气源"，咽食于体内（丹田），作为"生命之能"。常云："吸天地之元气，采日月之精华。"这，正是龟咽的实质、性能。

人呢？胎儿时期，即有龟咽的天赋。只要通过练功，我们即能返回"胎息→龟息"状态，而达于龟咽的天赋能量，令任督二脉自然畅通，气脉、气血周流不止，而生命长青、智慧永在！

4. 关于"龟灵"

常指龟之灵性、灵智、灵知而言：现引先贤们的论述，说明如次：

例一，十龟之说。《尔雅·释虫》一文中说：

> 十龟，一神龟、二灵龟、三摄龟（宁静、修养之龟）、四宝龟、五文龟、六筮龟、七山龟、八泽龟、九水龟、十火龟。

这是说，十龟均各以其灵素见称：一为神通之龟，二为灵敏之龟，三为善静养之龟，四为珍宝异常之龟，五为纹理奇丽之龟，六为能预卜事故之龟，七、八、九、十等，则能随遇而安，就居于水火山泽之中而自如。"灵龟"之说，应有一定道理。

例二，龟，能知天时。《龟灵记》中，曾有过如下记载：

> 海捕之人，出海必先请龟出。若其龟自出，则可行；若不出，则必止。不信者，风波覆船。

这是说，龟能预知天时。传说过去一些出海的人，常凭观看龟的爬行情况来判断天气好坏，而决定其出行与否。

例三，人，都有如灵龟之灵智；应自养、自修，不可外贪、外迷，而自陷凶境。《易经》颐卦的初九爻说：

> 舍尔灵龟，观我朵颐，凶。

这是说，人们常舍弃自己像灵龟一样的灵性、灵智，而去贪图口腹之欲，这种人必遭凶险！

例四，先贤们认为龟可卜知世事，其灵性可嘉。于是利用龟来占卜未知事物（古代先用龟甲、蓍草等，后用铜钱、牙牌

等来推算事物的吉凶祸福,即谓之占卜)。《易经》损卦的六五爻说:

> 或益之(送给他有益的东西)十朋之龟(古时曾用龟甲做钱币,两龟为一朋,"十朋之龟"言其价值昂贵),弗克违(不拒绝),元吉。

这段爻辞是说,有人赠送有益而价值昂贵的十朋大龟,不能拒而不收,这是大吉大利(元吉:很大的吉利)。其引喻为:上天保佑,送来如此珍贵的灵物"十朋之龟",预示超常幸福、超常吉利、超常健康等,一定会来临,应悉心接受。这虽为迷信,但,一些灵物的异动、异象、突显、突临,却不可一味视其为迷信,如地震、地灾等前夕的一些异临征兆,即当科学地分析,认真地对待!

5. 关于"玄武"(即"玄龟"、"神龟")

对"玄武"的释义、作用,先贤们有各种说法,现略举三例说明:

例一,玄武,中国古代神话中被尊为北方之神,或称为太岁之神(旧时迷信所谓值岁的太岁神)。《辞源》当中的解释为:玄武,北方太阴之神(古称北方为太阴);其形为龟,一说为龟蛇合称。

例二,玄武,古代被尊为四灵或五灵之一。其中,龙与龟更被视为珍贵神物、神灵,分别形成了中华民族的骨髓文化、养生文化——龙文化、龟文化。

(1)四灵:指"凤、龟、龙、白虎",特别龟(玄武)能卫护其人、其事、其物：

> 四灵俨而为卫分，六气（指六种可食之精气，即春食日始欲出之赤黄气，夏食南方之日中气，秋食日没以后之赤黄气，冬食北方之夜半气，再加上天玄、地黄之气，为六气）纷以成群。（《晋书·挚虞传》）

这是说，我思念着远游，那"四灵"（凤、龟、龙、白虎）保护着我，六气萦绕着我，我餐食着它、远游而去……

（2）五灵：四灵，再加上麒麟即为五灵；特别是龟（玄武）、龙被视为祥瑞之物：

> 麟、凤五灵（麒麟、凤凰、玄龟、青龙、白虎为五灵），王者之嘉瑞（祥瑞征兆）也。（杜预《春秋左传序》）

这是说，麟、龟等"五灵"的显现，是王者、平天下、太平盛世的祥瑞征兆。

例三，玄武（玄龟）行气，可充盈肾间动气（肾气、精气）。如此，即能健身长寿，或者调理各种不适情态、疑难病症。

（1）"龟行气"，可调治大便困难：

> 伏衣被中，覆口鼻头面；正卧，不息九通（闭息九次，则神定气和；口鼻气息出入无感觉，只觉肠胃悠悠然，丹田蠕动极其微弱，若有若无，以至虚无空净），鼻息无觉。治大便闭塞不通。（隋·巢元方《诸病源候论·龟行气》）

这是说，用衣被等物覆盖口、鼻、头面，仿龟行气，"不息而息"、"息而不息"地闭息九次（于下丹田），至"鼻息无觉"（鼻无行气感觉），即可调治大便闭塞不通！

（2）"龟行气"，可调治诸多不适和病症：

龟鳖行气法，以衣覆口鼻，不息九通，正卧，微微由鼻出纳气（出纳气：呼气和吸气），愈鼻塞不通。

仅两手据膝上，仰头像鳖取气（吸气），致元气至丹田（令所吸取之"混元之气"入丹田），治腰背不知痛。

……

坐地，直舒两脚，以两手叉挽两足（两手交叉挽两足），至极（至极限），愈肠不能受食（不想吃饭），吐逆（呕吐）。

东向坐，仰头不息五通；以舌撩口中，漱满二七咽，愈口干苦。（《云笈七签·卷三十四》）

这里，一共介绍了四种"龟鳖行气法"。第一种是"不息九通"法，可治鼻塞不通；第二种是"仰头取气"、"气沉丹田"法，可治腰背麻木、麻痹；第三种是"两手叉挽两足"法，可治不思饭食或呕吐；第四种是"仰头不息"、"以舌撩口"法，可治口干口苦。其总的原则是：要形似，神似，息似；丹田鼓荡，虚有虚无，恍兮惚兮！

其二，龟灵功。

根据上述龟之形态、性能，即龟长寿，龟能辟避邪害，龟之食气咽津及龟之神明、灵性等特征，先贤们从仿生学的哲理，创建了有益于"健康长寿且灵智延年"的各具特色的龟灵功法。

笔者即据其哲理和自己的锻炼体悟，撰写了一套便于操作又易于增强健康效能的龟灵功，请读者审悟。

第一步，预备式。

重在"宁心、调气"，调动心肾能量，为操作龟灵功，获得其功能、效益作准备。姿势采取跪坐，即两膝着地，臀部坐于两腿上。跪坐，是一种锻炼腰腿能量的有效方式。预备跪式有两种，即宁心跪坐、固肾跪坐。

1. 宁心跪坐：其跪坐姿势如图7.6，两掌置前腿上。

宁心，即宁静心神，如此元神得养，神志灵敏，身心即随之康宁、平和！如何做到"宁心"呢？主要的方法，仍是咽津、食气于下丹田后，逐步调胎息，而至于虚静境界为佳（具体方法，参阅前述"调息静坐"）。

2. 固肾跪坐：其跪坐姿势如图7.7，两手背松松地贴附于两肾处；继之，吐故纳新地调息（方法同"调息静坐"功法中之调息），并恍惚地感应"肾脏、手背"间的一切动静（其互相间的按、揉、推、摩等动静）……慢慢地，忘掉所感应的动静，

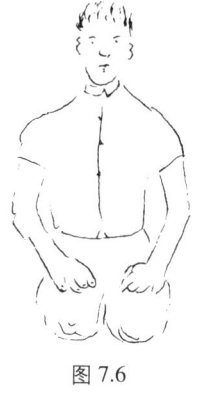

图7.6

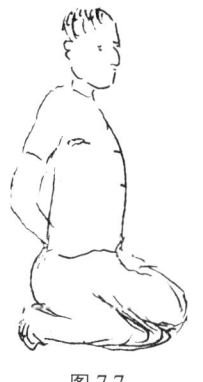

图7.7

而逐步进入"胎息→虚无"境界!

如此,即可强固肾脏功能(肾气、元气)的动而不动、不动而动的充盈能量:"肾者,作强之官,技巧出焉。"(《素问·灵兰秘典论》)肾,是健康长寿、智慧长寿的强固器官、首席器官;人们的灵性素质、敏慧技能等,即由之萌生!

第二步,"龟灵功"实际操作旨要、方法。

中华传统养生方法,多是"法无定法,各有千秋",但是,"法有定规"之道,却是可虑、可述的。这里,笔者即根据宋代精通儒、释、道三家典籍的内丹术修持大家张伯端(寿高98岁)的《悟真篇·敲竹唤龟诗》,来进行修悟说明。

原 诗	译 文
敲竹唤龟吞玉芝,	敲动着虚空的窍穴(敲鼻腔穴引气、食气;敲口腔穴引津、咽津),召唤着灵龟龟头的伸缩,吞食其晶莹如玉的精气(向前下、前上、左、右四方吸食天地、万物的精气),
鼓琴招凤饮刀圭。	鼓动着和谐的琴音(龟息绵绵,起伏凹凸,如和谐的琴音),招来凤凰即元神元气的栖息(神息相依,吞饮着充溢的肾气,即"刀圭")。元神元气,此时和谐地交于丹田,"待到一阳初动处,坎离交济而成丹"(《丘祖全书》)。附:丹(或内丹),一般指神静、心空、意定,即恬淡虚无状态下之真气、内气、元气;它具有能聚能散、能升能降、能渗能透的性质;其能量似乎在恍兮惚兮中,常可表现为热能、磁能、光能等。

近来透体金光现，	在恬淡、虚无、忘掉一切的状态下，感到周身空虚、洁净、透明，仿佛金光烁烁，与宇宙同化、同智！
不与凡人话此规。	这种玄妙的景象、规律,怎能与凡人述说呢？

此诗中，所说的"唤龟"，并不是指"真实龟鳖"之真实行气调息，只是诗作者在自身练功过程中，所萌生的特异效应的借喻写照。但，笔者于此，却借其修持中之玄妙状态，而感悟出一种"真实龟鳖"的真实锻炼功法——龟灵功。其修炼姿势为伏府式；其修炼方法，可分为四步。

1. 意念导引，修炼龟息、龟咽，即进行"敲竹唤龟吞玉芝"。

（1）爬伏在坐垫上（头、双手分开，俯伏触接坐垫），身躯形成"龟蛰"状，如图7.8；

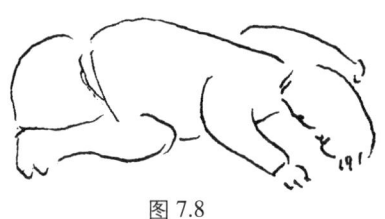

图7.8

（2）进行"龟吸"：头慢慢伸长，由低伸、前伸、前上升（身体随之伸动），吸"地下精气"、"万物精气"、"天空精气"（吸时凹腹），如图7.9；

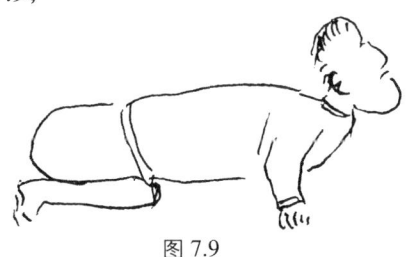

图7.9

（3）头慢慢回缩（体内），身躯随之后坐，并逐步向上蛰伏；

（4）回复成（1）之俯伏式的"龟蛰"状，并进行"龟咽"，即咽津、咽气于腹部（下丹田），慢慢松肚、鼓腹，气沉丹田（凸鼓腹部——多表现为呼气）；

（5）停歇一会儿，继续上述"龟吸"、"龟咽"之伸缩、进退、俯伏动作约十次许，再进行下一步操作。

2.感应"龟息"之自我动静：忘掉上述"有意识"的"龟息"运动，即伸缩、进退、爬伏等，仅保持其"龟蛰"之俯伏姿势，感应其"龟腹部位"（人的下丹田部位）的"龟息"动静——动而微动，微动而不动，即吸而微吸，微吸而不吸，若无若有，若有若无，生生不已；此为"龟息"之虚静、之玄妙……

就人体内气锻炼而言，"龟息"功法的若有若无、生生不已的动静、运化，是躯体丹田之中一种神息相依，进而心肾相交的玄妙的、高度和谐的"正气存内"运动。

如此虚静地感悟其"龟息"之自化运动，自然能"一阳来复（肾间动气充沛）"，"归根复命（生命本原能量复现）"，刚健自强；自然能"呼吸精气，独立守神，肌肉若一（身心健康，和谐为一体），故能寿蔽天地（与天地齐寿、长生）"，如"龟鳖长寿"！

3.忘掉上述一切感应，在"忘形、忘相、忘我"即"三忘"中，恍兮惚兮地觉悟"近来透体金光现"。

这是"龟灵功"第三阶段的修炼，即常言的高级阶段、玄妙阶段、灵性阶段的修炼。其修炼方法、秘诀是：无思无为、松静空虚；可效仿灵龟之蛰伏，之无听、无视，之不动、不息；俨然如龟鳖之冬眠，与大自然同眠、同化、同光、同智。

在此,"龟灵功"修炼者应深深领悟《老子·第一章》中:"常无,欲以观其妙(妙:松静虚无中的玄妙现象);常有,欲以观其徼(徼:jiào 窍穴;观守窍穴不同,则效应各异)。"这是说,在"俨然如龟鳖之冬眠"状态下,即在"无息无为,松静虚空"状态下,玄妙现象将纷繁出现。

例一,性光(又称慧光)、蟾光(又称金光),均可能不断出现:

> 内丹足(内丹:内气、真气、元气;由龟息或胎息绵绵不断地调和而成),它的光即现于眼前。……这就是形而上的性功(上丹田元神修持)与形而下的命功(下丹田元精修持),合而为一的慧光了(慧光,亦称性光)……
>
> 慧光,不断滋养充足,下丹田元精、内气不断调和充足,则生出蟾光。慧光好比月光,蟾光好比金光。……元神虚净时,发出的是慧光,元精充沛时发出的是蟾光。……二目慧光(属火、属阳),下守于下丹田,与蟾光(属水、属阴)结合,即二光阴阳相交,水火相济,即发出宝光。(虚化真觉编著《佛教道教内功双修大法》)

笔者体悟,这种慧光、蟾光,是绵绵不断的修持所产生的现象之一,是一种实际效应,但不可人为追求。"近来透体金光现",正是慧光、蟾光效应的扩充、升腾,这于健身、益智均有正面效应。

例二,能预知、预感未知事物、现象。如《易经 系辞上》所说:

> 易，无思也，无为也，寂然不动，感而遂通天下之故。

这是说，易卦启示修持者，只要排除一切杂念，忘掉作为，寂静不动，就可以感应、感知，进而通晓天下事、身边事。

这启示我们，只要注意修持"无思无为"、"寂然不动"，即经常锤炼龟蛰般的"龟息"调养，即可能达到"虚静养生"，进而达到"智慧养生"的境界。

例三，可以萌生纷繁而玄妙的万物景象、信息。如《老子·第十六章》所说：

> 至虚极、守静笃（极：极点；笃：很，非常），万物并作（并作：一齐萌生、发生），吾以观其复（复：往复现象、信息；本原、本始状态、信息）。

这是说，虚空、虚静到极点时，一切"玄之又玄"的万物景象、信息，都可能在功态中出现；随之，我们就可以观察到它们的往复现象、信息，进而把握其本原状态、信息。

这告诉我们，修炼过程中的"极端虚空"、"极端宁静"，是非常重要的；只有如此，许多事物、幻象，才能纷繁地产生，其本原状态才能被认识。

如何修炼到这一超常境界呢？蛰伏状态下的"龟息"进而忘掉"龟息"，即可臻至"极端虚宁"境界。

例四，元气充沛，鼓荡于丹田，可令人气血增益，精神振奋。现引述两段文字说明：

> 恬淡虚无，真气从之。(《内经·上古天真论》)

这是说，安闲宁静，虚空忘形，真气（正气、元气、肾气）即油然地、充沛地产生；从而能"精采秀发（精神焕发），容止可观（容颜举止出众）"(《晋书·慕容超载记》)；亦能"正气存内，邪不可干"(《素问遗篇·刺法论》)。

> 平易恬淡（平庸简朴、安闲虚净），则忧患不能入，邪气不能袭，故其德全而神不亏（因而道德完美，精神饱满）。(《庄子·刻意》)

这是说，"平易恬淡"的养生、修持效应十分超常、珍贵，有以下几点功效：

（1）可令忧患烦恼、病邪疾害远离身心，而不得其侵袭、危害！

（2）可令自我"德全"，即道德完美，成为一个高风亮节之人。

（3）可令自我精神饱满，从而智慧长寿。

养生、修炼一定要注意"恬淡虚无"、"平易恬淡"，即寻常所谓"松静空灵"境界的涵养、修持，以逐步臻至上述之"超常、珍贵"效应。

笔者体悟，对于由"龟息"进而忘掉"龟息"，有成的修持者应当探索、实践，不必等闲视之。

4. 自我实修，自我体悟，"不与凡人话此规"。

综上所述，修习"龟灵功"之道，重在自我修悟。其"玄

之又玄"之境界,需要坚持上述修炼过程而达到,即:

导引"龟息" —进而→ 感应"龟息" —继而→ 忘掉"龟息"("俨然龟鳖之冬眠")

能如此修悟、琢磨(如雕刻玉石,使之精益求精),其健康长寿效应,特别是智慧养生效应,将是不可名状的,即所谓"不与凡人话此规"!

第八章 顿修

顿修理念、要义

顿修是相对于前述渐修而言的。渐修指由浅入深、由有至无的不同阶段的智慧养生锻炼；顿修则是一种在自然清净、恬淡虚无——"无念、无住、无我"——修持中的突然开智和觉悟。顿悟系佛教术语，由东晋僧人道生首倡，认为佛理是不可分之整体，故对它的领悟亦不能分阶段实现。

下面我们先引述几段文字，以便读者更好地理解什么叫顿修，以及顿修和渐修的区别。

例一，渐修，逐步修悟；顿修，遽然修悟：

> 渐者有序，即为盈科（盈科：原意为水灌满坑注处，此处喻圆满修炼，逐步觉悟。盈：丰满。科：洼地）而进。顿者是遽然（突然）要此（达到此种觉悟境界）。（《仙佛直传直解》）

这是说，渐修是通过逐步、有序的修炼而达至圆融智慧和觉悟，而顿修则是通过自性空灵而突然达圆融智慧和觉悟。

例二，佛家主"空寂"，顿悟圆通：

释氏以空寂为宗，若顿悟圆通，则直超彼岸（超越开世俗的不起生死之念的境界）。(《悟真篇·自序》)

佛家修持以"空寂"为宗旨，直修清净圆通，即刻从生老病死的烦恼中得到解脱。

例三，"顿悟、顿修"，也就无什么顿渐等次之分：

自性自悟，顿悟顿修，亦无渐次，所以不立一切法。诸法寂灭，有何次第。(《六祖坛经·顿渐品第八》)

这是说，自己的本性如何，要自己修悟，而顿悟、顿修（突然觉悟，突然得到般若智慧）没有什么渐次之分，法亦无所谓门派之分。一切法派全都寂灭了，还有什么修持等级次第呢？

例四，外向、浮躁的人，宜从渐修入手：

中下之士须从渐入，先穷物理（先研究万物变化的规律），穷尽始得尽性（之后才能得悟自己的本性：虚净本性）。……然后至于命也（生命纯真、圆满）。(《清庵莹蟾子语录》)

这是说，烦恼、妄念多，不易安静的中下之士，须从渐修入手，先掌握修炼功法的原理，再逐步修悟自己的本性（清净本性），即可令自我的生命力旺盛，生命圆满！

这里，我想作一点补充说明。顿修、渐修，其修持方法各异，一则"有为"——有方法，有步骤，有阶段，如渐修中之太极禅步、站桩、调息等；一则"无为"——顿悟、顿修其虚灵。但其修悟之效应相同，即前面所说的"万法归一"之妙境。

那么如何选择是渐修还是顿修呢？我的修炼体会大致如此：

如六祖慧能所说，"顿悟顿修，亦无渐次"，其修持主旨都是为了达到"虚净人生"的境界。从这一意义上来说，渐修、顿修应同时修炼，不可偏废。

而就实际修炼来说，则可根据具体情况而有所侧重，否则也会影响锻炼效能。

如就个人心性状态而言，心性好动，事务繁多，意念纷纭，不易宁静者，宜采用渐修、渐悟；而心性好静，事务、杂念较少，易于宁静者，则可先修渐法，再修顿法。就个人生活、工作环境而言，身在闹市，家庭、事业重压两肩者，宜采用渐悟、渐修；而身居山野，庭院幽静，如陶渊明之"采菊东篱下，悠然见南山"者，则可顿悟、顿修！

顿修方法示要

智慧养生修炼，其真谛在于修悟，即在"修炼"中有所"觉悟"：觉悟其心性、关窍、气脉，觉悟其生老病苦，觉悟其虚净本性、智慧人生，等等。而顿悟、顿修，正是达成这一目标的捷径。

追思先贤们的顿悟修炼，正充分显示了这一智慧：不作冥想，不作调息，无思无念，清静自然，恍恍惚惚，与宇宙、自然融为一体！

那么顿修具体应该如何修炼呢？这是一个难以用文字回答的问题。但为了与读者探讨、共勉，现引录相关文字，作为顿修的参悟、参修。

其一,"道法自然"的顿修

　　有物混成,先天地生。
　　……吾不知其名,强字之曰道,强为之名曰大(无边无际)。大曰逝(流逝各处),逝曰远(遥远渺茫),远曰反(返回宇宙之本原)。
　　……人法地(大地安静、柔和,劳而不怨),地法天(苍天虚明、宽容、博大),天法道(虚无清静,灵慧自见),道法自然(道性自然,本原自在)。(《老子·第二十五章》)

这一段文字,为《老子》一书之核心,充分说明了"道"的内涵。就修持来讲,以笔者的认识,应把握一个根本的修持原则,即"取法于自然"、"复归于自然"的修持原则。

这里的"自然"指的是宇宙、万事万物、生命的本来面貌,而非我们通常所说的自由、自在,顺其自然之自然。宇宙、万事万物、生命的本来面貌又是什么呢?可用先贤们常说的"混然一气"或"混沌之气"来概括。这"混然一气"或称"混沌之气",用《老子》中的话来描述就是,它无声无形,独立存在,运行不止,是天地万物产生的基础;若给它取个名字,就叫做"道",其本性就是"大"、"逝"、"远"。用修持中的常用语言来表述,就是返回"虚无清净"的本原、本性状态。

而在实际修悟中,其修炼步骤大致可以这样安排:

第一步,宁静,放松,闭目,咽津于下丹田;姿势站、坐、卧均可。

第二步，随意冥想、感应太阳系景象、本原；冥想、感应银河系景象、本原；冥想、感应外星系景象、本原。

第三步，恍恍惚惚地冥想、感应"混元一气"或"混沌之气"——它的"大"、"逝"、"远"……

第四步，忘掉上述冥想、感应，忘掉一切，虚静到极点，"吾以观复"（《老子·第十六章》），就可以感观到万物的本原、本性。恍兮惚兮，我即宇宙；惚兮恍兮，宇宙即我（顿悟即可能恍惚隐现：幻景、幻物、幻事、幻人——灵智恍惚隐现）。

第五步，慢慢调回心绪，睁眼，咽津，拍打或颤抖全身后，收功。

其二，"恬淡虚无"的顿修

这一修持方法，系指"恬淡"与"虚无"两个方面的修持。下面我们先从理论上作些阐述，然后再谈具体修炼功法。

"恬淡"常指在工作和生活中，淡泊自律，不贪求权势名利。先贤们认为，它不仅是超俗的、高尚的品格修养，同时也是一种智慧养生的修持。

老子的弟子文子论述"淡漠"、"宁静"：

非淡漠无以明德，非宁静无以致远。（《上仁》）

这是说，没有淡泊情操，就没有完美的德行；没有宁静修养，就不能实现其远大理想和目标。

汉代贾谊论述"淡漠"、"大道"：

真人淡漠兮，独与道息。（《鹏鸟赋》）

这是说，修持大道的人（古代称为"真人"），有淡泊情操；其特立独行，自能与大道（自然虚净之道，宇宙混元、本原之道）息息相通。

庄子论述"恬淡"、"德全"、"神采"：

> 平易恬淡，则忧患不能入，邪气不能袭，故其德全而神不亏。（《庄子·刻意》）

这是说，简朴恬淡，则忧患不能进入，病邪不能侵袭，道德完美且精神饱满。

"虚无"，根据不同的情况和意境，通常被表述为虚静、虚空、虚净、虚幻、虚净……灵性隐现。

《黄帝内经》论述"虚无"、"寿命"：

> 是以圣人为无为之事，乐恬淡之能，从欲快志于虚无之守，故寿命无穷，与天地终。（《黄帝内经·阴阳应象大论》）

这是说，先贤圣人们顺其自然地处理一切事务，乐守恬淡的本性，常快意地置身于虚无之境，所以能寿命无穷，与天地共长存。

唐代幻真先生论述"虚无"、"养神气"：

> 知神气可以长生（神气：心神、元气），固守虚无以养神气。（《道藏·胎息经注》）

这是说，知道调养神气（实际是调养精、气、神），就可以长生。如何调养神气呢？这很简单，只要常常保持"虚无"的状态，就可以了。

清代哲学家、养生家刘一民论述"虚无"、"同天地"：

至无则为至虚（至虚：虚净到极点），然至虚则无物不包，无物不容，故神室（神室：元神，大脑所居住的宅室）以虚中为要(以虚无清静为颐养元神的要诀)。……夫虚者，空也，无也，宽也，无形也，无色也……故善用其虚者，俯视一切，量同天地（量：能量）。(《神室八法》)

这是说，修炼"至虚"，可以涵容一切，与天地同能量。如何修炼"至虚"，令心神"虚净至极"呢？这就需要我们经常保持"空也，无也，宽也，无形也，无色也"的心神状态！

理论如此，如何顿悟其"恬淡虚无"呢？其修悟的方法、步骤，大致如下：

第一步，随意放松、宁静，闭目内照，咽津下丹田；姿势站、坐、卧均可。

第二步，恍惚冥想自我"小宇宙"之"恬淡虚无"状态（自我之腹部、五脏、肌骨、四肢，逐一虚无缥缈，淡然无物）；继而恍惚冥想"大宇宙"之"恬淡虚无"状态（忘掉自我之"恬淡虚无"、"独与道息"、"与天地同空虚、同能量"）。

恍惚，即"至小无内（无思、无为、无我，即虚无无形：○）从而至大无外（无边无际，虚空至极：○）"的状态；我即宇宙，宇宙即我（大小宇宙融为一体）……

第三步，忘掉上述冥想，……虚无，……虚，……无，……无，……虚，……幻化无穷，玄之又玄，……顿悟、灵智显现！

第四步，暗示"收功了"，睁眼，咽津，拍打下丹田，颤抖收功。

其三，"自性清净"之修持

这是佛学修持、禅学修持的一个核心课题。如上所述，在修持中常有顿渐之分，其实这只是为了修悟之方便。在渐修中，若能在明理上、虚净上下好功夫，就很容易在修炼过程中出现顿悟。破除杂念、躁心、妄想、执著，无思、无为、心无所住，即能顿悟"自性清净"，而"明心见性"！

如何把握"自性清净"的修持呢？这是一个渊博、深幽的问题。笔者仅以管见之识，引录几段佛学论述，作为"见仁见智"的修持参悟。

例一，把握顿悟、顿修之根本：

问（弟子问）：欲修何法，即得解脱（解除世俗烦恼，复归精神自在）？

曰（慧海和尚答曰）：唯有顿悟一门，即得解脱。

问：何为顿悟？

答：顿者，顿除妄念；悟者，悟无所得（悟空而不空；不空而空）。

问：从何而修？

答：从根本修。

问：云何从根本修？

答：心为根本？

问：云何知心为根本？

答：……维摩经云：欲得净土，当净其心；随其心净，即佛土净。经云：圣人求心不求佛，愚人求佛不求心；智人调心不调身，愚人调身不调心。佛名经云：罪从心生，还从心灭。故知善恶一切，皆由自心，所以心为根本。(唐·慧海《顿悟入道要门论·卷上》)

例二，把握"心性"顿悟、顿修之真髓：

迄九年矣，欲西返天竺（古印度别称），乃命门人（弟子）曰：时将至矣(走的时候快到了)，汝等何各言所得乎(你们何不说说自己的修行心悟呢) ？

门人道副对曰：如我所见，不执文字，不离文字，而为道用。

师曰：汝得吾皮 (你只得到修持的皮毛)。

尼总持曰：我今所解 (我今天的悟解)，如庆喜见阿閦佛国(喜庆地见到阿閦chù佛国,就是顿悟)，一见更不再见。

师曰：汝得吾肉 (你只得到修持的肌肉)。

道育曰：四大本空 (佛家谓地、水、火、风为四大，为构成万物、人体的基本元素，其性皆空)，五蕴非有 (五蕴，即受、想、行、色、识，俱空)，而我见处，无一法可得。

师曰：汝得吾骨 (你只得到修持的骨架)。

最后慧可礼拜，依位而立(原位站立。于此，可修习"凡有所相，皆属虚妄。若见诸相非相，即见如来"一语来顿悟)。

师曰：汝得吾髓（你得到修持的真髓了，也就是自性清净）。(《景德传灯录·卷三》)

例三，把握"成就种智"（成就各种智慧）的顿悟、顿修。对此，唐代慧能在《坛经·付嘱品第十》中有一段论述得十分实际和精深的文字：

若欲成就种智（成就各种智慧、成就一切智慧），须达一相三昧，一行三昧（三昧：梵文译音，其意思是排除一切妄念、束缚，使心神安静、定静。简言之，心灵专注虚净一境，即定境、正定境，就叫做三昧）。

若于一切处不住相（如果一切环境中，无我相、人相、众生相、寿者相的制约），于彼相中不生憎爱，亦无取舍（也无贪求），不念利益成坏等事（也不思念利益得失成败等事）；安闲恬静，虚融淡泊，此名一相三昧。

若于一切处，行住坐卧，纯一直心（正直纯真之心），不动道场（在讲经、传教活动的场所中，不变动自己的直心），真成净土（真正成为清净纯洁的地方），此名一行三昧。

若人具此三昧（人们一旦具有这两种三昧），如地有种（就像地里有了种子），含藏长养（埋藏在地里生长养育），成熟其实（逐渐成熟结果）。一相一行，亦复如是（一相三昧、一行三昧的修持道理，也是这样）。

以上三例修持文字，分别是慧海、达摩、慧能的三段顿悟、顿修论述，各有其独特心灵、智悟，但也存在共同之处：缘起性空；关注"修心"以"见性"；"心"是妄乱的，迷乱的，应常令其"虚"、"静"、"空"、"虚静"。具体来讲，慧海之"当净其心"，达摩之"理入（面壁悟空）"、"行入（在生活中起引修悟）"，慧能之"一相三昧"、"一行三昧"（随时、随地都修静定，正定），即是。

关于六祖慧能的"一相三昧"、"一行三昧"的顿悟、顿修，我们想再作点补充说明：

1. 六祖慧能的顿悟、顿修，是中国佛学、神学修持的巅峰革命和创新。

2. 其修悟的本性和实质是"成就种智"：自性清净，智慧般若；"不离自性，即得自在神通"（常自性清净，即能悟得自由自在的、神奇通达的灵智）。（《坛经·顿渐品第八》）于此我们感到，对"一相三昧"、"一行三昧"的真义，应作通彻领悟；至少对其中的重点词语，应作重点把握，反复领悟：

"安闲恬静，虚融淡泊，此名一相三昧"；

"纯一直心，不动道场，真成净土，此名一行三昧。"

3. 切不可不深悟"一相、一行"的修持本性、实质。它是"播种性"的修持，要播种、要耕耘、要育养，然后才有果实收获。"若人具此三昧，如地有种，含藏长养"，这一比喻论述，十分妥善、深湛；令智慧修悟者十分感念，甚至冥想不已。

于此，我们不妨放松身心，试开始冥想一下吧：

……"心神安静"，……"直心道场"，……"自性清净"，……"净土真成"

……虚，……空；……"○"，……"○"

第八章　顿修

……不觉顿悟（恍惚）：

躯体茫然如此无形；

心神竟然如此空灵；

万物啊，生命啊，

灵性、能量，岂可如此觅寻？！

副篇 | 经典养生文粹悟修

这里摘引的关于养生方面的经典论述，是先贤们超越自我、超越时空的心灵智慧。纯熟地把握并修悟它们，对于一个人的神形俱旺、智慧长寿，将会有不练而练的熏陶效用。

古人云：读书破万卷，下笔如有神。养生长寿亦如此：养生经典破万卷，益寿延年自有神！

现在，一些健康专家多重视一招一式、运"动"不已的锻炼，而对于"心灵智慧"的修持则几乎完全忽略了。

健康，应重视一种整体调养的理念。就锻炼而言，既应重视一招一式、一动一静的功法效应，也应重视神形俱旺的颐养效应。多多体悟先贤们的养生论述，将有潜移默化的作用。

在副篇中，笔者即摘引几部经典中的养生文粹和几首修持诗词，加以介绍说明。

《易经》养生论述悟修

《易经》是中华文化的大雄宝殿，阐述了中华阴阳文化变化万千的天人哲学，可谓中华民族大智慧的结晶；就养生而言，它更是一部修持宝典。

在此，笔者仅从两个主要方面简明地展开阐述：卦象中的养生论述和《系辞》中的养生论述。

《易经》卦象中的养生论述悟修

《易经》的八卦为乾、兑、离、震、巽、坎、艮、坤（☰、☱、

☰、☷、☵、☲),推演之后成为六十四卦。其中又以乾、坤、坎、离(天、地、水、火)四卦,为养生锻炼中常用的调理卦象。下面我们对此四卦及其组合而成的泰卦(䷊,即地天"泰")和既济卦(䷾,即水火"既济"),分别加以说明。

(一)乾卦(☰)

> 象曰:天行健,君子以自强不息。(《易经·乾卦·象辞》)

[解读]乾卦的象辞说:苍天啊,伟大空旷,刚健坚定,运行不已!君子啊,观此天象,从而以苍天为榜样,自强不息!

[悟修]平时,可闭目观想苍天之形象——空旷无际,公正无私,日夜运行不止;进而逐步忘掉自我之形象:忘形、忘相、忘我,从而培养自己的天地正气、博大刚强的胸怀。

> 文言曰:夫大人者,与天地合其德(德行),与日月合其明(光亮、明净),与四时合其序(四季变化之时序),与鬼神合其吉凶(鬼神变化莫测之事和吉凶)。(《易经·易传·文言》)

[解读]职位、品德高尚的人("大人"),应与天地博大、无私的品德相合,与日月一样光亮、明净,随四季时序之变化而变化,尤其是,要善于调和鬼神变化莫测之事和吉凶!

[悟修]这段话可作为上述乾卦象辞的充分说明。君子、大人如何自强不息呢?在生活、工作中应注意四大方面的修养:

解读：有修养的人，内心美好，通达事理，忠于职守，恪守礼节；内心美好，则躯体四肢舒畅、灵活，事业不断发展，这就是美好的极致了！

悟修："黄中通理，正位居体"，这是修悟坤卦的核心意义，即心灵要保持宁静，宁静则神明、美好；工作要忠诚、踏实，对人要谦虚、有礼。这样做直接有益于身心健康，而令事业顺利完成、臻于美妙！

在功法中，应重视"宁静功法"的修炼；具体实修方法，可参见前面所讲的"静修功法"。

（三）坎卦（䷜）

卦辞曰：习坎，有孚（有信心，有信用），维心亨（心绪、心地亨通），行有尚（尚：嘉奖、称赞）。（《易经·坎卦·卦辞》）

[解读]"坎"为水，水有危险之意；坎卦（䷜）系由两个单坎卦（☵）相重叠而成，为别卦，即水上加水，险上加险。所以卦辞说：学习坎卦，要有坚定的信心，要有临危不惧的心态，这样即能避险而亨通。这种行为，的确值得嘉许！

[悟修]在生活、工作中，我们不可能没有烦恼、危险的袭扰。周文王曾被商纣王囚禁于羑里（今河南汤阴北），其境遇给人们的告诫便体现在此卦辞中：患难境遇，君子士人都不能避免，但个人的信心至为重要。善于生活，就应以"有孚，维心，亨"的理念来对待一切坎坷！

(四)离卦(☲)

象曰：明两作（两作：相续而起），离。大人以继明照明四方（继明：相继不断的明德）。(《易经·离卦·象辞》)

[解读] 象辞说，上下两个离卦（☲）相重叠，分别象征日、月光亮，普照大地，这就是离卦之义理。位高德厚的大人，应领会这一含义，以其光亮普照人间和大地。

[悟修] 一个人如果心地光明、无私，则与日月同光，恩泽大地。修炼中，应观照其光于上下丹田（印堂、腹部）的运作，并逐步至恬淡虚无、身心明净、内气充盈、百病不染的境界。

(五)泰卦(䷊)

象曰：小往大来，吉，亨。则是天地交而万物通也。(《易经·泰卦·象辞》)

[解读] 泰卦的卦象是天地倒悬，上下倒悬；阴气上升，阳气下降（坤卦居上，乾卦居下）。微弱的阴邪气走了，盛大的阳刚气来临了，这就是吉祥，亨通。简单讲即"天地交泰"、"万物通畅"。

[悟修] 在养生修炼中，先贤们常常修炼"天地交泰"，令上下气血交流、畅通，而达到强身健体之目的。《庄子·大宗师》中说："真人（修炼内丹、内气的人）之息以踵（足跟）。"即修养有素的人，应调理深层次呼吸，令气脉"上下交感"、"天地

交泰"，以和谐增寿。具体修法请参见前面所讲站桩以及调息的静坐功法。

（六）既济卦（䷾）

象曰：水在火上，既济（已经完成、成功）。君子以思患而豫防之（豫，即预，预防）。（《易经·既济卦·象辞》）

[解读] 既济卦（䷾），即水在上为坎（☵），火在下为离（☲）；喻水浇于火，火熄，是为既济、相济。君子观悉此卦象，从而达到防患于未然之和谐境界。

[悟修] 就养生修炼而言，即为"心肾相交"，如此可令肾水调于上，心火降于下，两者得到"相克而相生"的和谐调理，使身心健康。

《系辞》养生论述悟修

《易经》之"易"，有"变易、不易、简易"三义；其书包括"经"和"传"两个部分。经（或称经卦）由八卦、六十四卦所构成；传是对经的意义、卦理、卦数、卦序、哲理等的论说，由十篇文章组成，其中最主要的论说文章为《系辞上》、《系辞下》，据说为孔子所作。

这里重点就《系辞上》、《系辞下》两篇中的养生论述，作一择要阐述。

（一）《系辞上》养生论述

例一，

动静有常，刚柔断矣。方以类聚（方：方寸，人心，也可指人），物以群分，吉凶生矣。

[解读] 天运行不止，地宁静舒展，这是一种自然常规，据此可以断定，运行不止的天是刚健的，宁静舒展的地是柔和的。人各以其性类相聚集，物多以其群相而区分，彼此利害吉凶的冲突调和，就在其中产生了。

[悟修]"动静有常，刚柔相济"，这是传统养生锻炼中的一个要诀。时下，一些健身活动者仅追求"动"的招式，即跑、跳、拍打或锻炼肌肉、臂力、弹跳力等的刚阳亢进运动；而对于以意导动、以柔致刚的阴极阳生运动，则愚顽拒之，十分可惜！其实，后者才可令神志透入骨髓，气血贯于五梢（手足四梢、发梢）。

例二，

　　仰以观于天文，俯以察于地理，是故知幽明之故（幽明：幽暗、光明）。原始反终（追溯初始，推究终结），故知死生之说。精气为物（精气：指阴精阳气，即阴阳之气；物：精气二者构成的灵物），游魂为变（游魂：魂不附魄，魂散体毁；变：变得无踪影），是故知鬼神之情状……乐天知命（乐天：心神宁静地对应大自然），故不忧。

[解读] 这段文字集中阐述了《易经》所涵盖的规律：面对天地、自然界，要在俯仰之间观察日月星辰、山川景物、阴晴明暗等变化；应对人与事，要仔细考察，推究其萌芽、初始、

终结及成败，以便把握其生死、兴亡的根由；对自己气机的变化，也应知晓，以便把握生老病死、"鬼神不测"之情状。

[悟修] 总之，用"乐天知命"的态度来运化养生——心地泰然地对待天命，有分寸地把握自己的命运，不贪妄——那就不会有什么忧患了。

例三，

> 一阴一阳之谓道，继之者善也（继之：不断探索它的变化规律；善：完善、完美的行为），成之者性也（成：成就；性：天性）。仁者见之谓之仁，知者见之谓之知（知，即智）。……日新之谓盛德（盛德：崇高的品德），生生之谓《易》（生生：层出不穷，生生不已）。……阴阳不测之谓神（动静、刚柔、正反、隐显等变化深奥莫测）。

[解读] 阴阳、动静、刚柔、明暗等对立转化的规律，就叫"道"。不断地探索这种规律，就是一种美善德行；成就其规律效应，则是一种天性。对于这种现象的认识，很难全面而无偏执：仁者有自己的看法，智者也有自己的看法……总之，能令事业日新月异，即可谓具有崇高品德；阴阳互根，变化无穷，生生不已，这就叫做《易》……但更为重要的是，"阴阳不测之谓神"：神明、神志，在于把握万事万物的深奥莫测的阴阳变化！

[悟修] 养生锻炼中，要注意"一阴一阳之谓道"、"阴阳不测之谓神"两个理念，应当时时本其理念进行修炼：上虚下实，还精补脑；有无相生，虚实相抱；静极而动，至柔而至刚；明暗相济，至暗而至明。

品德与天地一样高尚、博大，心灵与日月一样明净，行止要适应四季之变化，遇事要有鬼神莫测的超常智慧。

这种品德、智慧，可以在闭目冥想中逐步获得。冥想天地博大公正之德，冥想日月之明洁，冥想四季寒热程度，冥想若有若无的超现实的幻景、幻相，最后达到虚空无极的境界。

这也可概称为"天人合一"之冥想：天地与我、日月与我、四季与我、鬼神事物与我融为一体之修炼。需要说明的是，此处冥想不可执著追求，以恍兮惚兮为妙；既可依顺序冥想，也可就其中一二项冥想。前面所讲的"冥想静坐"功法，可作为参考。

（二）坤卦（☷）

象曰：地势坤，君子以厚德载物。（《易经·坤卦·象辞》）

[解读] 大地地势平展、辽阔，顺承天道而变化，君子以深厚的德行来承担万物的生长、育化。

[悟修] 坤卦为纯阴，昭示了一种阴柔品德，静对万物、涵盖万物的负责精神。我们在实际的修炼中，应多注意"至阴而至阳，至柔而至刚"的道理：宽厚，积阴德；修静功而寓动，修动功而寓静；乾坤交泰，不可分割。

文言曰：君子黄中通理（内心美好），正位居体（正位：忠于职守；居体：恪守礼节）；美在其中而畅于四肢，发于事业（令事业不断发展），美之至也。（《易经·易传·文言》）

例四,

　　二人同心,其利断金(利:锋利)。

[解读]两人同心一意,犹如锋利刀刃,可以斩断金属。

[悟修]生活、工作、养生锻炼中,彼此谦虚,同心一意,即可克服一切困难,而顺利前进。有的健身者常找几位志同道合的亲人朋友,一起"练功",即易收到事半功倍的成效;特别是夫妻、男女一起练功,更能收到"阴阳合和"的幽深效应。

例五,

　　《易》,无思也,无为也,寂然不动,感而遂通天下之故(天下之故:事物变化的缘故)。

[解读]《易》是符号科学,"--"、"—"即是阴阳符号。卦象本身是无思无为的、寂静不动的,但通过一定方式的感应(如占卜、虚静感应),就可以通晓天下事故。几千年来,先贤们多视之为一种超常智慧的修炼门径,所谓"不出门而知天下事"。

[悟修]"无思无为"、"寂然不动"地坐修下去,就是静修、静坐、禅坐!语云"久坐必有禅","静而生慧","虚极静笃观其复"(虚静到极点,就可感观到事物的本始本原)等,就是这个意思。就笔者体会,这是一种方便而智慧的修持,十分值得探索、修悟。

例六,

　　是故《易》有太极(太极:宇宙本身),是生两仪(两仪:

天地、阴阳)，两仪生四象（四象：四季、四方），四象生八卦；八卦定吉凶，吉凶生大业。

[解读]这段文字，是学习《易经》的核心，它揭示了宇宙、自然界、万事万物、生命造化、人之身心造化的总体规律。"易"有阴阳未分、混沌一气的太极本原，太极本原产生天地，天地产生四时，四时产生八卦；由此，即可预测事物的吉凶（这是古人的一种卦卜现象，不可迷信），于是就能趋吉避凶，伟大的事业就能萌生了。

[悟修]要想健康长寿，应重视"无极"、"太极"的锻炼或"混元一气"的锻炼（天地未分时之原始、混沌一气之状态的锻炼）；随机地进入"虚空静寂"的状态，即可能达到"虚净人生"的最佳境界。

例七，

是故形而上者谓之道（道：宇宙万物之本原、法则、规律），形而下者谓之器（器：可见的器物）；化而裁之谓之变（把握其变化，随之裁决其情况，就叫变），推而行之谓之通（把它推广、实施于世间，叫做通），举而措之天下之民谓之事业（把它拿来为天下民众办实事，叫做事业）。

[解读]有形有状的物质器具，叫做"器"，在此基础上的规律、原理，叫做"道"，两者结合融化一处，处理天下的事务，就可以很好地处理一切事情。用今人的话来说，即理论与实践密切结合，以完成美好的事业。

[悟修] 这一段文句中提到两个哲学理念："道"与"器"，这是中华易学、养生学中的关键课题。仅就养生锻炼而言，人们应该很好地关注自我的"道与器"之修炼，即自我的"神与形"、"心灵与躯体"的"化而裁之"、"推而行之"的锻炼。一句话，应根据自我的心灵、情绪状况，身体五脏的健康程度，来灵活地进行刚柔、伸缩、收放、缓急、动静有序之舒适锻炼。

(二)《系辞下》养生论述

例一，

> 天下同归而殊途，一致而百虑。

[解读] 天下的道路虽多，但都同归于一个目标；人们的想法虽多，但都统一于一个理想。

[悟修] 健身锻炼的方法、套路，可以是多种多样的，常见的动功为太极拳、八卦掌、器械运动等，静功为站桩、静坐等。但是它们的锻炼目的、获得的健身效果应是一致的：大脑清新、敏慧；五脏少疾、康泰；手足灵活、轻快。一句话，神志清灵，精力充沛。

例二，

> 知几（几：事物之征兆、苗头），其神乎！……几者，动之微（事物变动时的微妙征兆），吉凶之先见者也（先见：预先显现）。君子见几而作，不俟终日（君子见此事机苗头而有作为，不可整日迟疑等待，坐失良机）。

[解读] 我们平常处事时，应知晓、把握事物的征兆、端倪，这就是一种神明智慧。因为"几"，也就是事物变化、发展的微妙征兆，能预示吉凶祸福。有远见卓识的君子，应当抓住时机有所作为，不可疑虑怠慢，坐失良机。

[悟修] 健身，也应该把握"时机苗头"，即"知几"。例如：今天有点头痛？胃酸？口苦？手麻木？膝酸痛？均应"见几而作"，不可"积小成大"，造成遗患。这些疾病端倪都可在练功中及时得到调理。如头痛，可在站无极桩中得到有效调治；口苦、胃酸等病，可在连续咽津中得到调治；手足、肘膝酸麻，可在内外三合的伸缩运动中得到调治（精气神内三合，手动、眼动、身动外三合）。练功有素的先贤们认为，这种对于"几"的发现、调理是微妙而有奇效的。

例三，

> 天地设位（天地安排了一定时序、方位、变化规律），圣人成能（圣人以成就其造化效能）。人谋鬼谋，百姓与能（通过卦卜与鬼神谋断，即使普通百姓也能谋划大事）。

[解读] 天地方位、时序、明暗、冷暖等都有其变化规律，圣人据之以成就其事业功绩。我们只要能与人谋议，并通过卦卜与鬼神谋断，即使愚昧的人也可参与谋划大事。

[悟修] 想养生有成、锻炼有效，就要重视"天地设位"的客观气候、时空的变化规律。例如随着季节变化（春、夏、秋、冬、长夏的变化），以及方位中的四象、五行变化（东方木、南方火、中央土、西方金、北方水的变化），而锻炼对应的五脏（东方木、

春：练肝；南方火、夏：练心；中央土、长夏：练脾；西方金、秋：练肺；北方水、冬：练肾）；其健身效应，也将会是超乎寻常的。

《老子》养生论述悟修

从养生意旨来看，《老子》是智慧长寿的高级养颐哲理。笔者以为，把握、体悟《老子》中所蕴涵的养生智慧，需要以"超常的"读书理念和方法进行：这，既在字形字义之中，又在字形字义之外。例如第一章之"常无，欲以观其妙"一句，绝不是抠其字形字义就能揭示其"玄之又玄"之真义的；它是一种"超常的虚无状态"，是不断浮现的"超常的玄妙景象和信息"。这些文字对于我们智慧长寿的孕育，也将起到"超常的"玄妙效应。

笔者谨向读者建议：在其文字论述之中、之外，进行体悟，特别是体修；并在"法有定规，法无定法"的理念下，坚持锻炼。如此，必将收到益寿、益智的效应。

为了方便读者体悟、体修，我依据修炼的目的，将《老子》原来的篇章顺序进行了一些调整，以便读者更好理解。

（一）"道"之理念、内涵

有物混成（有一个"混元一气"之物），先天地生。寂兮寥兮，独立而不改（无声无形，独立存在而永恒不变。寂：无声；寥：空虚无形），周行而不殆（循环运行，永不懈怠、停止），可以为天下母（是天地万物的根基、母亲）。

吾不知其名，强字之曰道，强为之名曰大；大曰逝，

> 逝曰远,远曰反……人法地,地法天,天法道,道法自然(自然:空虚无为、宇宙本原)。(《老子·第二十五章》)

[悟修] 笔者建议,把二十五章这段文字作为《老子》全书核心去阅读与领会。不必像有的专家学者那样,仅在第一章、第三十七章、第四十章、第四十二章等处论来论去,而流入"主次不分"之弊。

这段文字集中谈了两点。第一,什么是"道"?"道"是一种出现于天地形成之前的"混元一气";它无声无形,独立存在,永恒不变,循环运行,永不休止;我们可以将它看做天地万物萌生的根基母亲。我不知道它的名字,姑且叫它做"道",再勉强起个名字叫"大","大"就是大化,至大无外:辽阔,茫茫,寂静,虚无,叫"大";以其渗透不息就叫"逝";以其遥远无涯叫"远",逝而远去即返回其本原,就叫"反"。第二,道的实质就是人效法地(地,平静柔和,劳而不怨),地效法天(天,包孕万物,广博明洁),天效法道(道,浑然一体,循行不止),道效法自然(自然,质朴本原)。

养生修炼的要义,也应在此。冥想茫阔天地而萌生"混元之气",以效法"自然",从而达到大宇宙(自然)和小宇宙(人)之浑然一体,物我两虚;进而智慧长寿!

(二)"道"之修持实质

例一,

> 道常无为(无为:顺应自然造化,不狂妄造作、滋事),而无不为(无不为:完成所有的事情,成就无限)。(《老子

·第三十七章》)

[悟修] 养生,要善于"无为"地锻炼自我。排除妄念,清净质朴,恬淡虚无,顺应自然地修炼,而感悟一切,运化万千。

例二,

故常无,欲以观其妙(妙:本原奥妙、超常信息);常有,欲以观其徼(徼:形貌、端倪)。(《老子·第一章》)

[悟修] 这段文字重在论述道的两种不同修持理念——无与有,妙与徼。我们经常保持清静虚无,就可以洞察天地万物的微妙;经常有为地静观,就可以感悟到天地万物的端倪。两者结合修持,就可观照到事物内外的无穷微妙,如《老子·第十六章》中所说:"至虚极,守静笃,万物并作(万物一齐显现出来),吾以观其复(本原、端的)。"是同样的道理。

(三)"道"的修持特点

例一,

反者道之动,弱者道之用。(《老子·第四十章》)

[解读] 道的运动规律,是反向运化;经常保持柔弱、虚静状态,就是道的反向运化规律的运用。

[悟修] 养生修炼的要诀就是"逆修"。"逆则仙,顺则凡",就是"反者道之动,弱者道之用"的最佳导悟、导修。如修炼中的静与动、柔与刚、弱与强,闭与睁、塞与听、息与作,收

与放、幽与明、神与形等，实即阴阳、强弱、智愚之修炼——"万物负阴而抱阳"（《老子·第四十二章》），重视修"阴德"，而达"阳刚"之健、之妙。这一点请从前文所讲的"无极圈禅步"、"静坐"等功法中去体悟。

例二，

> 是以圣人为腹（为腹：充实腹部的内气、真气），不为目（为目：追求耳目声色之淫好，而伤其神志，耗其肾元），故去彼取此。（《老子·第十二章》）

[悟修] 有修养的圣人非常重视"自我神志"的修持，排除日常生活中耳目声色的淫好，常"闭目养神"于下丹田，而达到神形俱修的境界。请参悟前文所讲的静修功法。

（四）"道"的修持仪态

例一，

> 上善若水（若水：如水之清净、柔弱、卑下），水善利万物而不争。（《老子·第八章》）

[解读] 高尚、善良、有修养的人，好像水一样明净，具有完美的道德，纯净平和，滋润万物而不与之相争。

[悟修] 例如"圣人后其身而身先"（圣人先人后己，反而能领先于人）（《老子·第七章》），"功成身退"（《老子·第九章》），"为而不恃"（帮助了人，却不领功、图报）（《老子·第十章》），等等，表达的是同样的意思，可以结合起来体会、悟修。

例二,

　　上德不德（上德：无为而无不为，德行高尚的人；不德：不自夸其有德），是以有德；下德不失德（不失德：不失时机地自夸有德），是以无德（却丧失了美德）。(《老子·第三十八章》)

[解读] 品德至上、至美的人，并不表现自我的美德，所以才真正具有美德；品德低下的人，处处表现自己的德行，所以才丧失了美德。

例三,

　　含德之厚（深厚），比之赤子（婴儿）……骨弱筋柔而握固。未知牝牡之合而朘作（牝牡：pìn mǔ 雌性雄性、女性男性；朘作：zuī zuō 生殖器勃起，此处指小孩生殖器之自然勃起），精之至也（精气非常旺盛）。(《老子·第五十五章》)

[解读] 具有高尚道德的人，能像婴儿一样纯真……婴儿筋骨柔弱，善于握固；他不知道男女交合之事，而小生殖器却时常勃起，精气是多么充盈啊！

[悟修] 这一段请注意两点。其一，注意周身骨架之柔弱而刚健的锻炼（如前文所讲的"抻筋拔骨"的动作）及握固锻炼（对筋节、五脏健康有直接作用），这种锻炼有利于肾气之充盈、旺盛；其二，了解"未知牝牡之合而朘作"的含义，身体健壮、肾气充盈的人，梦中常有此种状态出现；修炼这一现象（"一阳

来复"),可以还精补脑,这十分有助于"心肾相交(水火既济)"!

(五)"道"的修持方法

《老子》中所谈的修持,不能以寻常理念、方法对待,它是一种"长生久视"的修持。"长生",是指类似"天长地久"之健康长寿;"久视",笔者认为是指耳聪目明、意志神明之智慧长寿。《老子·第五十九章》中所言"深根固柢,长生久视之道",正是此番意思。为何要修持"深根固柢"?这应是我们体悟、体修的主要课题。

笔者以为,"道"的修持可注意以下几个方面。

其一,要善于"复归"于宇宙万物的本原、本始:

> 知其雄,守其雌("雄"、"雌"分别比喻刚强,柔弱),为天下豀(豀:xī 小溪)。……复归于婴儿。知其白,守其黑("白、黑"分别比喻事理,昏暗),为天下式(式:榜样)。……复归于无极。知其荣,守其辱("荣、辱"分别比喻荣华尊贵,屈辱卑下),为天下谷(低谷)。……复归于朴(质朴)。(《老子·第二十八章》)

[悟修]"复归"修持,即返归于宇宙万物、生命之本原,或称"混元一气"之根蒂、灵智修持。这段文字讲了三种"复归":复归于婴儿(返老还童,青春长在),复归于无极(虚无静净,智慧长寿),复归于朴(朴质无华,取信天下)。

1.复归于婴儿:深知刚强,却安守柔弱,而甘做天下的沟溪,这样就能回到婴儿的纯真状态。

体修:在功态修炼中,可以冥想自己童年天真嬉戏状态中的童心、童貌等,以增益自我的青春活力。

2. 复归于无极:与昏暗蒙昧相处的同时,能明事理,就可以做天下的榜样,这样就能回归到宇宙万物的本原状态。

体修:在功态修炼中,可冥想宁静虚空之无极形态,即"○"形态,以强化自我之本原能量——天人合一之能量!

3. 复归于朴:深知荣耀高贵,却安守屈辱卑下,甘处天下低谷,这样就能回归到宇宙万物的本性、本色,朴质无华,取信天下。

体修:在功态修炼中,可以冥想自己在山谷静修,无所攀比,以纯洁自我的质朴心灵,而诚信于天下、于人事!

其二,要善于"调息"于下丹田:

> 谷神不死(谷神:养神、养性),是谓玄牝(玄:先天之性、元神;牝:先天之气、元气;元神元气相交于下丹田,即神息相交于下丹田,即养性、养气、养神于下丹田,形成性命双修)。玄牝之门(性命相交、性命双修的门径),是谓天地根。绵绵若存,用之不勤(绵绵不断、若有若无地修炼"神息相依",要缓、慢、匀、细地进行,不可操之过急)。
> (《老子·第六章》)

[悟修] 这段文字有很多解读。笔者反复研读《老子河上公章句》《脉望》《还乡集》等养生修持的典籍,而作出以下解读,望读者指正。

元神即性功的修持是重要的,不可令其死亡、消失;如此修持下去,它即能逐渐延伸至下丹田,从而"神息相依"(以元神之气进行呼吸吐纳,即胎息、龟息状态)形成性命双修,这就叫玄牝。这样的性命双修门径,就是天地万物萌生的根基。连绵不断地缓和修持,才有美妙的效应。

元神、性功修持于上丹田(常指两眉间),元神、元气(元精)修持于下丹田(常指腹部),两者俱修,即叫性命双修。

其三,要善于把握"阴与阳"、"无与有"的修持:

例一,

> 万物负阴而抱阳(负、抱:背负、怀抱,即"包含"),冲气以为和(冲气:激荡阴阳二气)。(《老子·第四十二章》)

[悟修] 宇宙万物都包含着阴阳二气,二气互相交融、激荡而得到调和,生生不已。请读者特别注意,原文是"万物负阴而抱阳",而不是"万物负阳而抱阴"。"负阴抱阳"的意义非常深刻,寻常所谓"练阴功"、"积阴德"等即此义。善养生者,宜当省悟其深幽意义及巨大效应!

例二,

> 故常无,欲以观其妙;常有,欲以观其徼。(《老子·第一章》)

[悟修] "无与有"的关系、次序,修持者当谨严对待。这段话,揭示了宇宙万物"无与有"之相生相克关系。在修炼中,我们应把握"妙"与"徼"及其不可忽视的"次序",即必须"由无而有",也就是通常所说的"无中生有"、"静极而动"、"无为

而无不为"。虚静至极,则"万物并作,吾以观其复"。

(六)"道"的修持效应

例一,

为无为,则无不治。(《老子·第三章》)

[悟修]排除主观臆断,尊重自然、客观规律,从而清净、虚空、无为,则天下、社会、个体生命即可获大太平、大治理、大和谐。

例二,

深根固柢,长生久视之道。(《老子·第五十九章》)

[悟修]抓住根基修持——调胎息,乃至清净、虚空、无为,即是健康长寿的要道。

例三,

不出户(门),知天下;不窥牖(窥:从缝隙处看;牖:yǒu 窗户),见天道(天道:天体运行规律,或天体之本原)。(《老子·第四十七章》)

[悟修]只要注意修持无为、清净、虚空,洞察万物之根蒂本原,即可孕育灵感,做到"不出门而预知天下,不从窗户缝隙往外看,而预知天体本原及其运行规律",达到智慧长寿的佳境。

请读者把握几个总括性的修持理念:无为修持、根蒂修持、灵感修持，如此必然能收到健康长寿、智慧长寿的效应。

《黄帝内经》养生论述悟修

《黄帝内经》是中国古代医学的经典著作。现仅从养生长寿的角度，就其主要观点作些引证，望读者潜心修悟，不可等闲视之。

例一，

> 上古之人，其知道者（道：养生之道，宇宙万物本原之道），法于阴阳（取法于天地阴阳变化规律），和于术数（把握"上工治未病"的和谐养生方法）；食饮有节（节：调节、节制），起居有常（常：规律），不妄劳作（不过度劳累、行房事），故能形与神俱（偕同修持，俱旺），而尽终其天年（天年：人的自然寿数），度百岁乃去。（《黄帝内经·上古天真论》）

[悟修] 本段文字已于"上篇"中作了解读，此处只强调三点。

其一，要享受自我的"天年寿命"、"长命百岁"，一定要在日常生活中，特别是在功法锻炼中，努力做到形神俱养、俱练，千万不可有所偏好。例如，时下一些健康专家一味提倡"跑、跳、蹦、走"的形体锻炼，令人颇为担忧。

其二，一定要体悟、体修"法于阴阳，和于术数"的健康长寿、智慧长寿的根蒂养生之道。

其三，这是养生长寿的"四大修炼准则"，其科学性、效益性、可行性是非比寻常的，望读者领会，以便逐步进入较高的修炼境界。

例二，

> 恬淡虚无（恬淡：不追求名利；虚无：虚空无物，忘掉一切，处于无极即"○"的功态中），真气从之（真气：元气，内气，正气）；精神内守（闭目内照，俯视丹田，可使肾气、元气充沛），病安从来。（《黄帝内经·上古天真论》）

[悟修] 在"法于阴阳，和于术数"的修持方面，这段文字所谈的"恬淡虚无，精神内守"的功法，十分重要，能直接收到养生锻炼的超常效应：神志宁慧，空虚无物，无中生有，真气荡漾。再以神志内照丹田（由上丹田——印堂，而下照下丹田——腹部），精神即内照内存（心神不耗散），疾病从何而生呢？

例三，

> 提挈天地，把握阴阳（提挈、把握：掌握），呼吸精气（呼吸大自然之清新空气），独立守神（心神内守，而不外耗），肌肉若一（筋骨肌肉达到完美锻炼，为一整体），故能寿敝天地（敝：齐、比），无有终时（长生不老），此其道生（这就是修道养生的效果）。（《黄帝内经·上古天真论》）

[悟修] 修道养生的真人（得道的人或炼丹有成的人），要在掌握天地万物阴阳变化规律的前提下，认真调息（呼吸精气）、调神（独立守神）、调身（肌肉若一），身心俱练，以臻于完善

协调的境界。如此，即能与天地比寿，长生不老（夸张词语，不可执迷）！

"三调"——调息、调神、调身，为中华养生文化中的主流方法，值得关注。动修、静修均应重视，特别是调神、调息（内练要诀）的锻炼，不可忽视！

例四，

> 天地之间，六合之内（六合：东、南、西、北、上、下六方），其气九州（九州：古代之行政区划；天地之气贯彻九州大地），九窍（耳、眼、鼻、口、二阴窍）、五脏、十二节（腕、肘、肩、髀、膝、踝之十二大关节），皆通乎天气。……苍天之气清净（天之气清新、纯净），则志意治（治：畅达、爽快），顺之则阳气固（阳气固：阳气固密），虽有贼邪弗能害也，此因时之序（这就是适应时序变化的效应）。故圣人抟精神（圣人：专心致志；抟：tuán 聚），服天气（服食清净天气；服：吸食），而通神明（适应、运用大自然变化而达神明境界）。（《黄帝内经·生气通天论》）

[悟修] 这段文字较长，但对锻炼者来说十分重要。

首先，它告诉我们清净的苍天之气直接与人体结构相通。天地之间，九州大地，其东西南北上下都充溢着"清净之气"，这些"气"与人体的"九窍、五脏、十二节"相通达。

为此，我们在练功健身时，要经常关注调息、食气（古人所谓吐故纳新、胎息、龟息，今人所谓深呼吸、有氧运动），令自身结构与大自然之气相通、相交，臻于"天人合一"的境界，收到自然而然的健身效应。

其次,如果经常调息、食气,与"天之清净之气"相通,将有什么实在效应呢?原文说得十分精要:它能令神清气爽("苍天之气清净,则志意治");令我们"阳气固密",贼风邪气不得侵害;令我们"神明通天",与大自然同呼吸,共命运。

例五,

> 阴阳者,天地之道也(道:法则,规律),万物之纲纪(纲纪:纲领,纲目),变化之父母(父母:本原,根本),生杀之本始(本始:新生、消亡的根源),神明之府也(神通、聪敏的根基)。(《黄帝内经·阴阳应象大论》)

[悟修] 阴阳论是中国传统哲学,亦是中华养生文化的核心理论之一。首先,我们应该明确阴阳论的内涵是什么,在健身长寿方面如何应用。例如把握动静、刚柔、上下、虚实、逆顺、正反、黑白、聪昧等阴阳变化之修持。其次,要深悟"阴阳变化规律"的效应——万物变化之"纲纪"、"父母"及"生杀之本始",最终达到神明的境界。

这三段文献涉及经络论。经络指经脉和络脉两者而言,前者为纵行干线;后者如网络,为横行分支。其中主要包括十二经脉和奇经八脉。

例六,

> 经脉者,所以行气血而营阴阳,濡筋骨(濡:rú 滋润),利关节者也(有利于培育关节的柔性、弹性)。(《黄帝内经

·灵枢·本藏》)

例七，

夫十二经脉者，内属于脏腑，外络于肢节（肢节：肢体，关节，窍穴）。(《黄帝内经·灵枢·海论》)

例八，

凡人有此八脉（奇经八脉：督脉、任脉、带脉、冲脉、阴维脉、阳维脉、阴跷脉、阳跷脉），俱属阴神（阴神：隐蔽、虚静的神脉），闭而不开。惟神仙以阳气冲开，故能得道（能够得到养生长寿之道）。八脉者，先天大道之根，一气之祖。采之惟在阴跷为先（修炼八脉，应以阴跷脉为先），此脉才动（动：锻炼），诸脉皆通，次督、任、冲三脉（接着督脉、任脉、冲脉打通），总为经脉造化之源（这就是经脉运化、通畅的要诀）。……然内景隧道，惟返观者能照察之，其言必不谬也。(明·李时珍《奇经八脉考》)

[悟修] 经络的畅通，直接与人体脏腑、筋骨皮肉、气血津液的运化密切相关。因此，养生锻炼者应经常保持自身经络的畅通，修炼十二正经之畅通，特别是奇经八脉或至少是其中任督二脉之畅通。应重视"内景隧道，惟返观者能照察之"的修炼。所谓内景，"内者，心也；景者，象也。外象喻即日月、星辰、云霞之象也，内象喻即血肉、筋骨、脏腑之象也。心居身内，

存观一体之象（先贤们所说的内观、内视、内守——返观内视），故曰内景也"（《黄庭内景经·梁丘子注序》）。

关于十二经络、奇经八脉的修炼方法，请参阅前文。

例九，

> 故智者之养生也，必顺四时而适寒暑，和喜怒而安居处，节阴阳而调刚柔，如是则僻邪不至（僻邪：病邪），长生久视。（《黄帝内经·灵枢·本神》）

[悟修] 这一段，我们可重点注意三个方面。

其一，适应季节等外因变化。衣食住行、生活劳逸"必顺四时而适寒暑"，即因季节气候之"寒温暑湿燥"的侵袭、干扰，能动地调和其阴阳刚柔：寒则温之，暑则凉之，燥则润之……

其二，调和自身内在的异常情绪变化。俗话说"怒伤肝，喜伤心，思伤脾，忧伤肺，恐伤肾"，"呼伤肝，笑伤心，歌伤脾，哭伤肺，呻伤肾"，人的各种情志、声响过度，均直接有害于五脏的健康。因此在日常生活和工作中，我们均应注意采纳"负阴抱阳"、"刚柔相济"、"生克相关"的和谐调理，如前文所讲的五行五脏之相生相克的修持。

其三，应尽量使生活与工作的环境整洁、质朴、安静，这对神形俱养、健康延年大有好处。现在，有人把自己的住处布置得"花花绿绿"，"睡美人"高挂，"声色画卷"耀眼，这种做法值得反思。请读者深思"安居处"中"安"字的真义。

能做到以上三点，"则僻邪不至，长生久视"。注意外因、内因、居住环境等的和谐调理,即可病邪不侵而健康长寿。

佛学经典养生论述悟修

佛学经典蕴涵着深邃的哲理和非凡的养生智慧,对宇宙事物、社会、人生现象的变异,终始有着独特的洞察和般若智慧。

佛学经典浩瀚,汉文大藏经的典籍就多达几万卷,很难博览。笔者仅以刍荛之见,引录下述几段佛学经典,与读者一起参悟、参修。

《释迦牟尼传》养生论述悟修

例一,

> 他独自走进森林,坐在一棵菩提树下。天气晴朗,清爽的微风拂面吹来,太子仿佛感到生来头一次心中充满了喜悦。……"不得正觉,不离此座!"太子心中这样发誓。……太子胸中豁然开朗,他清晰地感到生死之状已经没有区别,一切束缚都已消失,一切障碍全没有了。他的心灵和生命与天地同化,向整个宇宙扩展开去。……太子心中欢喜了……
>
> 他悟得清晰无误——
>
> 缘起性空!……
>
> 他活着,以血肉之躯达到了涅槃之境。(日本武者小路实笃《释迦牟尼传》)

[悟修]"缘起性空",是佛学的最简明、最根本的哲理,可谓大觉大悟的智慧。任何事物的萌芽、产生,都由一定条件引起,即由事物的因缘、条件和合萌生,其中没有一点自性(自己本有的性质)。因此,任何事物从其本体上来讲都是"性空的"——故曰"缘起性空"。

从智慧养生来说,这段文字值得修炼者从以下几方面深切领悟、体修。

1. 修炼方式:即为"静修、静坐"。

2. 修炼过程:"一切束缚都已消失,一切障碍全没有了",即虚空无物、无形、无我——忘掉一切;"胸中豁然开朗"、"心中充满了喜悦",是说应该自然而然,切不可人为执著、执意追求。

3. 理想的修炼境界:"他的心灵和生命与天地同化,向整个宇宙扩展开去",大小宇宙交融一体,"天人合一",而达超常之至的涅槃之境。这里,请读者注意"根深叶茂"、"水到渠成"的道理。

《心经》养生论述悟修

例一,

观自在菩萨(观世音菩萨),行深般若波罗密多时(行:修持;深般若:深广无际之般若智慧;波罗密多:达到彼岸或涅槃彼岸),照见五蕴皆空(五蕴:色、受、想、行、识),度一切苦厄(超度一切生死、离别、病灾等人间苦海,而到达涅槃的彼岸——自在圆融、不生不灭的菩提境界)。

舍利子（佛家修持子弟）！色不异空（色：佛家指人能感知的一切物质现象、物相），空不异色；色即是空，空即是色。受想行识，亦复如是……

即说咒曰：揭谛，揭谛，波罗揭谛，波罗僧揭谛，菩提娑婆诃。

[悟修]《心经》是佛家修持的核心经典，心性真经，全文仅260字，但言简义深。它阐述了人人生来所具之真如性佛、诸佛所证之菩提涅槃、观世音菩萨的度生之要道；精要地说明了人人所具之真如本心如何被五蕴妄心所障蔽，故当以般若智慧来破除五蕴邪障，而得见自性真如的本来面目，证得无上菩提（觉悟的智慧），获得大智慧菩提萨埵（简称菩萨自觉、觉他的佛教修行果位者）。

全经内容分为经、咒两部分。上述引文对经文部分只摘引两段文字，咒语部分则作了全录。

1.经文之前两段文字：

其一，

观自在菩萨，行深般若波罗密多时，照见五蕴皆空，度一切苦厄。

这是观世音菩萨修持度生的要道，破除五蕴障蔽之般若智慧的心性要义，是全经悟修的总纲。人们的一切苦难厄运，色、受、想、行、识等障碍，均可在"行深般若波罗密多时"得以解脱。

其二，

动 静 之 间

舍利子！色不异空，空不异色，色即是空，空即是色。受想行识，亦复如是。

全句谈的是色空不异（色空二者相系、不离），色与空之间是圆融无障的：色中有空，空即是色。诸法因缘起（万物因缘而生），虽有色相种种，内中却蕴真空；缘起性空，性空缘起，最终皆空。色与空的关系，犹如人与人影，也如镜子与镜中之人，二者相系、不离。空是"度一切苦厄"的手段；只有自性空、万象皆空，才能自在圆融，达到般若智慧。

我们在生活中，应联系实际修持《心经》的总纲。现举春秋时代越国大夫范蠡聚财、散财观（比拟为色空观），供我们审视、审悟：

范蠡知道越王，只能共患难，不能同富贵，故建议文种离开，自己也改名换姓，称为陶朱公，去做生意。他有智慧，可能过去世财布施很多，故没几年工夫，发了大财。发财之后，自己不享用，把所赚的钱，全部布施出去。然后再从小生意慢慢做起，没过几年，所发之财更大。历史上记载他如此之"三聚三散"去帮助社会上贫困之人、急需帮助之人，此是商人之模范，故人尊之为财神。

今人祭拜财神之目的，是为求财，即是错误的。拜财神，应是学习范蠡"布施"之精神。得财是福，用财是智慧。……

般若是舟航，引领我们离生死的此岸，让我们更清楚宇宙万有的真相。

（《般若心经研讨》，第136页，台北世桦国际股份有限公司出版）

在养生修持和功法修炼中，"色即是空，空即是色"的般若智慧十分精奥。佛学中"戒、定、慧"的修持，即是这一般若智慧的重要体现：戒为定之根，定为慧之体，慧为涅槃之境；亦可表述为"空、净、悟"，从而进入超凡入圣、自在圆融的境界，到达涅槃彼岸。

笔者建议读者仔细体悟、体修"戒、定、慧"的修持意义和方法。

2.经文末段之"咒"语：

原　文

揭谛，揭谛，
波罗揭谛，
波罗僧揭谛，
菩提娑婆诃！

译　文

度去吧，度去吧，
度到彼岸去吧，
众生都度到彼岸去吧，
快来成就无上佛陀菩提吧！

《般若心经研讨》针对此咒说："本咒语总共四句十八个字，

容易受持（修持），具有不可思议的功用。虽仅短短四句神咒，即可表露诸佛菩萨救度众生之悲心深切。吾人若能至心诵持，久之自能灵感相应，消除业障，增长智慧，共证菩提涅槃（自觉、觉他之涅槃智慧）。"

笔者以为，修持此咒时，应在空寂、虚净中诵持，千万不可妄思、执著；并在空寂、虚净中修持，果证几许其智慧效应。

《金刚经》养生论述悟修

在《生活禅》一书中有这样一段话："《金刚经》是佛陀以一种方便把他的智慧形象化了，他把这种根本智慧比喻为金刚。金刚以它夺目的光彩、坚硬锋利的质地而独尊于多种宝物之中，被称为宝中之宝。佛陀以金刚比喻般若智慧，说明这种智慧如金刚一般锋利无比、坚硬无比、无坚不摧。"

这里，我们仅摘录《金刚经》中的四段文字，作为修悟金刚智慧的一点启迪。

例一，

凡所有相，皆属虚妄。（《金刚经·第五品》）

"相"指事物的色相，物质现象。如《法华经》云："一切诸相皆是空。"佛家说：一切所以为虚妄者，因为其有形相；既然有形相，就没有不坏的；但真性（天之自性混元）无形相，故无坏损。比如太虚，空无其形相，故其混元一气之真性常住而无坏损。

我们修炼时，应把握一切诸相"皆是空"、"皆属虚妄"的般若智慧,由实相修持虚相,最后由虚净而入"大般若智慧"之至境。

例二,

> 是故,须菩提,诸菩萨摩诃萨应如是生清净心:不应住色生心,不应住声、香、味、触、法生心,应无所住而生其心。(《金刚经·第十品》)

一般人头脑中常常装了太多的妄想杂念:对衣、食、住、行等物质享受的贪求;对名、利、权、势的争夺;还有膨胀自我色相的世俗知识,令生老病苦缠绵不释,心灵、思绪不得净化!"无所住而生其心",则是一把破解烦恼的金钥匙,是一种解脱苦难的金刚智慧。

明代朱棣在《金刚经集注》中云:"凡夫之心动而昏,圣人之心静而明……凡人之心境清净是佛国净土,心境浊乱是魔国秽土也。"

《六祖坛经·行由品第一》中云:"菩提自性,本来清净,但用此心,直了成佛。"

由此可见,"自性清净"是断除一切妄想杂念而"生其心"(自性心、清净心、菩提心、佛心)的根本——佛即是心,心即是佛,得见自性、净心即是佛。

从养生修炼来讲,禅修、禅坐,以及前文所讲的静修、静坐,对"无所住而生其心",有不小的意义和效应。

例三,

>须菩提,若福德有实(若福德真实存在),如来不说得福德多(如来佛就不会说获得福德很多);以福德无故(因为没有真实的福德存在),如来说得福德多(所以如来佛就说获得福德很多)。(《金刚经·第十九品》)

福德,常是一些凡人、出家人于积德修行中的心性愿求。凡人多出于求福报的心而做善事;出家人则常有布施。那么做善事、布施之后的福德如何呢?

据笔者体会,在养生修持中,有"实存在"与"虚存在"两种修持。实存在的修持、观照是有限的,所得福德也是有限的;而虚存在的修持、冥想是无限的,所得福德也是无限的,是虚净爽朗的无上正觉。

例四,

>一切有为法,如梦幻泡影。如露亦如电,应作如是观。(《金刚经·第三十二品》)

据笔者体会,这是佛学世界观、人生观中的根本。体现到具体的工作、生活中,要注意两点。一是不要执著于"事物的相状"。"事物的相状"是一种真实存在,例如上面所讲之七宝。饮食起居中如果对物相有了执著观想与追求,则必妄念丛生,远离清净自性和佛心。二是应"归于真如"(事物本性、自性为空)。去除我执、尘染、俗习而直指人心,虚净自化,佛心长在;使主客观一体,达到"物我大圆融"的最高境界,般若智慧、涅槃智慧长在。

《六祖坛经》养生论述悟修

《六祖坛经》是禅宗经典,体现了六祖慧能之空观和心性观,如"本来无一物,何处惹尘埃""直指人心,见性成佛",主张人人皆能通过自我修悟顿悟菩提,而获得解脱的般若智慧。笔者引其中五段文字,分别加以说明。

例一,要善于"悟空、修空":

> 菩提本无树(菩提:大觉,大智,觉悟智慧;菩提树经冬不凋,且能凋而还生,被视为瑞树、佛事树),明镜亦非台(明镜:菩提心,佛心)。本来无一物(主客观世界都是"空"的),何处惹尘埃。(《六祖坛经·行由品第一》)

"空"是《六祖坛经》的核心思想,即客观世界和主观世界都是"空"的;"本来无一物",一切事物皆"空",与《金刚经》"凡所有相,皆属虚妄"之般若智慧是一致的。当然,佛家的"空"并非虚无真空,而是说要摆脱我执、妄想,不被"凡所有相"(一切色相、物质)所缠绕,与《老子》中"常无,欲以观其妙;常有,欲以观其徼"的修持道理是同一的。

"空"是南禅慧能顿悟、顿修的要义,与神秀的渐悟、渐修显然有别。神秀偈曰:"身是菩提树,心如明镜台。时时勤拂拭,莫使惹尘埃。"这是一种"色相观",五祖即对弟子说:"这偈没有窥见到佛性。"(附:笔者体会,神秀的渐修偈词,也不可忽视)。

如何悟修"佛性"呢?这就需要我们深悟、体修《六祖坛经》中所讲的"空"。

例二，体会"万法尽在自心"：

> 万法尽在自心（自心：本元、本始之清净心），何不从自心中（从自性清净处下手顿修），顿见真如本性（直指人心，见性成佛）。（《六祖坛经·般若品第二》）

修悟一切佛法，完全取决于自我心性，应自心清静，自性真空。如何修悟呢？达摩在《悟性论》中曰："直指人心，见性成佛。"六祖慧能在《坛经》中曰："悟此法者，即是无念、无忆、无著，不起狂妄；以智慧观照，于一切法，不取不舍，即是见性成佛道。"

如何"直指人心"呢？就是学习直接了悟自我的本性、本原、本来面目。如何修悟"无念、无忆、无著，不起狂妄"呢？就是要不断地"以智慧观察"，善于"心不染著"（心地虚净，排除一切妄念），善于返观内照，孕育自心。自性、本原一旦显现，人就能获得超常智慧，解脱一切烦恼、生死病老之苦，明心见性，成就佛道。

例三，领会"不立文字"之真义：

> 诸佛妙理（各种佛法奥妙、微妙的道理），非关文字（和文字没有什么关系）。（《六祖坛经·机缘品第七》）

佛法之理，奥妙深邃，非文字语言所能表达。所以禅宗讲以心传心，心心相印（相印照，相互了解）；达摩说的"不立文字，教外别传"也是这个意思。文字虽然可以表达思想情怀，但其效应毕竟是有限的。因此，修持者不应执著于文字，受其束缚，但也不可舍弃经学要义、文字要义，而是要借文字直指人心，达到见性成佛之境界。下面引《五灯会元》中的一则故事，说明什么是"以心传心"：

> 世尊常在灵山说法。一次，他在灵山会上拈花示众，不说一句话。这时座下的听众们都面面相觑，不知是什么意思；只有世尊的大弟子大迦叶尊者开颜微笑。世尊便对大家宣布说："我有正法眼藏（佛性，佛法），涅槃妙心（虚净圆融、智慧超俗之心灵、境界），实相无相，微妙法门，不立文字，教外别传，付嘱大迦叶。"（《佛经名言故事》

这个佛经故事常被称为"拈花微笑"。其"以心传心"、"心心相印"的佛理多么简明、深奥，文字、语言已成了多余。语云："心有灵犀一点通。"这一哲理值得智慧养生者深悟！

常见一些学佛者、养生者，以诵经、招式锻炼为至要，而将心灵修悟、神志养颐置之度外，颇为可叹！

例四，把握"禅修"至理：

> 善知识，何名坐禅？此法门中，无障无碍，外于一切善恶境界。心念不起，名为坐；内见自性不动，名为禅。
>
> 善知识，何名禅定？外离相为禅，内不乱为定。外若著相，内心即乱；外若离相，心即不乱。本性自净自定，只为见境、思境即乱；若见诸境心不乱者，是真定也。
>
> 善知识，外离相即禅，内不乱即定。外禅内定，是为禅定。

动 静 之 间

《菩萨戒经》云：我本性元自清静。(《六祖坛经·坐禅品第五》)

"禅"为印度梵文，是音译"禅那"的略称，其意为"静虑"。禅修可分为两种？渐修有参禅、坐禅，"四禅八定"即是；顿修可以《六祖坛经》为要义而悟修。

以下两段文字，可作为日常生活中练功悟修的至高原则：

1. 禅修总则：

> 外禅内定……善知识，于念念中，自见本性清净；自修自行，自成佛道。(《六祖坛经·坐禅品第五》)

这段是讲禅修总则。对此，笔者的肤浅悟修是：如能常清常静，则身心安闲，气脉通畅；进而常虚常空，则聪敏顿见，潜智常在。

2. 实修禅境：

> 此门坐禅（禅宗坐禅），元不著心，亦不著净，亦不是不动（不执著于心，不执著于清净，也不是坐着不动）。若言著心，心原是妄（心本来是虚妄的）。……若言著净，人性本净（人性原本清净，故不必执著于清净）。由妄念故，盖覆真如（只是由于妄想杂念的缘故，才遮盖了自己的真如本性）；但无妄想，性自清净（只要没有妄想，本性便自然清净）。
>
> 起心著净，却生净妄（假如执意追求清净，反而会产

生对于清净的错误妄想)。妄无处所,著者是妄(邪妄没有一定的表现,如果执著便是邪妄)。净无形相,却主净相(清净原本无形无相,现在却要主观地定其清净的形相状态),言是功夫(还说这便是学佛的功夫、境界)。作此见者,障自本性,却被净缚(持这种见解的人,其障碍来自本性的迷妄,因而反被执著于清净所束缚了)……若著心著净,即障道也(若执著于心、执著于清净,那就障碍正道了)。(《六祖坛经·坐禅品第五》)

这段是讲实修禅境。对此,笔者的悟修是:常清净空虚,即能自在、自如。不执著、不狂妄追求身边事物色相,则大觉、大慧常在。《赵朴初说佛》中的一段话讲述了历代祖师是如何实修的:"释迦如来在雪山六年苦行,深入禅定;达摩九年面壁、禅定;六祖大师慧能在黄梅山一年碾米的禅法,皆是自性清净的禅定,一脉相承。"

例五,深悟"顿修、渐修"的真谛:

法本一宗,人有南北(佛法原本只有一家,人却有南宗北宗。当时人们皆称"南能北秀":南慧能,北神秀)。法即一种,见有迟疾(领悟有慢有快)。何名顿渐(为何要称顿法渐法呢)?法无顿渐,人有利钝,故名顿渐(佛法本来没有顿渐,只因人有聪明有愚钝,所以就有了顿悟和渐修的不同)。(《六祖坛经·顿渐品第八》)

顿修、渐修,是禅修的两大重要方法。无论顿修、顿悟,还是渐修、渐悟，重在"悟、开悟、觉悟"，解脱烦恼苦难，而臻至般若智慧、涅槃智慧。

首先，我们要把握"顿修、渐修"的含义。

神秀和六祖慧能都是五祖弘忍的弟子。六祖在曹溪宝林寺传教，神秀则在唐都长安传教，形成"南能北秀"的局面。北宗强调渐悟，南宗多主顿悟，但亦主张顿渐皆修。

渐修指长时期修习一定的方式方法（六妙法门、四禅八定等），以解脱烦恼、障碍，最终大悟、大觉，达到成佛的境界。顿修则指出无须以烦琐的形式、方法长期修持，人皆有佛性，明心见性即可突然觉悟成佛。

其次，我们要深切体悟"法本一宗"、"法无顿渐"的真义。

六祖慧能在回答神秀弟子关于顿渐修悟的问题时说："自性自悟，顿悟顿修，亦无渐次，所以不立一切法。诸法寂灭，有何次第？"这是说，清净本性靠自己参悟，其中没有什么渐进等次之分，所以不立一切法门。

就养生修持而言，笔者的体会是：人们可根据自己的身心情况、智能状况而修持。有人曾主张，渐修是宝塔山的塔基，顿修则是宝塔山的塔尖；渐修是健康长寿的根基，顿修则是智慧长寿的峰岭，值得我们参悟。

再次，我们要重视"自我悟修"。

在"法无顿渐"、"人有利钝"的理论下，六祖慧能十分重视修持中的精神状态及证果境界，即以自我修悟、不苟修悟、不迷修悟的精神，达到最上乘的证果境界。

例六，

智常一日问师曰:"佛说三乘法,又言最上乘,弟子未解,愿为教授。"

师曰:"汝观自本心,莫著外法相。法无四乘,人心自有等差:见闻转诵是小乘,悟法解义是中乘,依法修行是大乘。万法尽通,万法俱备,一切不染,离诸法相,一无所得,名最上乘。乘是行义,不在口争。汝须自修,莫问吾也。一切时中,自性自如。"(《六祖坛经·机缘品第七》)

这是僧人智常向六祖慧能求教如何认知、修持心性的一段谈话,内容深邃、完美。其要点包括:

一是重在"自修"。六祖说:你一定要自我修悟、实践,不要耍嘴皮、沉于口头争议。

二是重在"时中"。六祖说:无论何时,都应令自我心性自在、自如("一切时中,自性自如")。下面引六祖对神秀弟子志诚所讲的关于戒定慧悟修的偈语作一论证:

> 心地无非自性戒,
> 心地无乱自性定,
> 心地无痴自性慧,
> 不增不减自金刚,
> 身去身来本三昧。

这首偈语的意思是说:心地不想入非非,不生妄念,即能"自性戒";心地安闲寂静,不起纷争,即能"自性定";心地虚净聪敏,不自痴愚,即能"自性慧";"无所住而生其心","空而不空,不空而空"，无增无减，即能"自金刚"。总之，只要如此修持戒定慧，"来去自由，无滞无碍"，于行住坐卧之中，心神宁静、安定，摆脱一切束缚，即可还原"三昧"之自性，臻至佛性之境界。

三是重在"不苟、不迭"，而达于"最上乘"。

不苟、不迭，是赞誉六祖的修持精神，他在砍柴、碾米中，均一丝不苟地禅修不怠；"最上乘"，则是赞誉六祖所达到的"自在神通"的高妙境界。这对身心俱健的修炼具有如下几点启示。

1. 应树立"终生修炼"、"随机修炼"的观念。不可三天打鱼两天晒网、一曝十寒地对待修炼，也不可一口饭吃个胖子、一蹴而就地对待修炼。有的健康专家提出一周之内锻炼三次就够了，实在令人难以理解。只有炉火纯青，方能水到渠成。时间出健康，分秒悟禅修。

2. 应深悟修持目标在于最上乘的"自在神通"。什么是"最上乘"呢？就是前面引文中所说的："万法尽通，万法俱备，一切不染，离诸法相，一无所得，名最上乘。"这是说，一切佛法全都通晓，全都俱备；但一切佛法全都不著，离开多种法相，似一无所得，就叫做"最上乘法"。

什么又是"自在神通"呢？《六祖坛经·顿渐品第八》云："见性之人，立亦得，不立亦得；去来自由，无滞无碍；应用随作，应语随答；普见化身，不离自性，即得自在神通。"这是说，察觉本性的人，凭方法可以获得佛性，没有方法也可以获得佛性；来去自由，无阻无碍；随机运作，随声对答，随时随地都可观察佛的化身；万变不离开自性，这样就能获得自由自在的广大神通。

"神通",是中华文化(含养生文化)中的一个寻常又神秘的概念。庶人、士人、帝王将相用它,中华佛学亦用它:

> 及其(伊尹、吕尚)见举于汤武、周文,诚道合志同,玄谟神通(玄谟:xuán mó 玄奥、深奥的智谋)。(《三国·魏·曹植《陈审举表》)

这是说,伊尹、吕尚被推荐给汤武王、周文王做谋臣,的确是因其志同道合,智谋玄奥而神通广大!这里的"神通",是一种玄奥的智慧。

> 静则神通。(《元仓子·用道》)

元仓子是《庄子》中的寓言人物,他以为,只要"虚静"而"虚净",就可以神明通达,感知一切事务。

> 昔在黄帝,生而神灵(神灵:神通、灵敏),弱而能言,幼而徇齐(徇齐:聪慧,领会事物很快。徇:疾;齐:快),长而敦敏(敦敏:敦厚勤勉),成而登天(登天:登上天子之位)。(《黄帝内经·上古天真论》)

这是说,黄帝自生下来就神通、灵敏;很小的时候就善于言谈,幼年就有快速的领会能力,长大后敦厚勤奋,及至成年时便登上了天子之位。于此应体会一个深刻的养生修持道理:既重视"神通美智"的培养,也重视"敦厚勤奋"的不断发扬!

> 揽彼造化力（揽：搂抱，感受），持为我神通（持：把持，融会）。（李白《赠僧崖公》）

这是说，收揽大自然的创造育化能力，濡染为我无限的浪漫和神通。

> 佛告诸比丘，如来于菩提树下，初成正觉，现佛神通，游戏自在，不可胜载。（《广大庄严经·成正觉品第二十二》）

佛祖如来，在菩提树下入定49天，然后在一个早晨"初成正觉，现佛神通"。此后，他"游戏自在，不可胜载"。佛祖的佛性神通表现为，在说法中、在生活中，来去自在，游娱自在，不可胜数。

想再说明一下：常言所说的"神通"，与佛学中的"神通"迥然不同。前者，多指智慧超常，灵感、灵智顿生，能随机地应对一切事务，而且效果显著！后者则是一种缘起性空、直指人心、见性成佛的般若智慧、涅槃智慧。

于此笔者体会，一般养生者，只重"虚净人生、智慧人生"，培育其灵感、直觉即可，不可妄求神通；至于学佛之士，常修般若智慧、涅槃智慧，以拯救时下"人心惟危、道心惟微"的一些邪气，则可修神通而见性成佛，唱扬于世而"普度众生"。

《黄帝阴符经》养生论述悟修

《黄帝阴符经》又称《阴符经》，作者及成书年代不详，唐代道士、养生家李筌集注传承。全文四百余字，修炼者常把它与五千言之《道德经》相提并论。上篇百余字言道，中篇百余字言术，下篇百余字言法。相传有姜太公、范蠡、鬼谷子、张良、诸葛亮等诸家为其作注，宋代朱熹亦为其作过考证、研究。此经被称赞具有政治哲理、兵家思想，是道家养生家之修炼方法。全文提出了自然之道、阴阳五行运化及人体内气周流之相互关系，即"天人合发"关系，具有独特的玄奥意义，对修身养性，达至自我明净、明慧来说，别有一番启示。文中一些语句，也成为后人修养心性之警句、格言，如"天人合发，万化定基""九窍之邪，在乎三要""人知其神之神，不知其不神之所以神""心生于物，死于物，机在目""瞽者善听，聋者善视""至乐性余，至静性廉"，等等。有人说，中华文化是智慧文化，同时也是玄秘文化；细读此文，悟修此文，你对此说法也许会得到进一步的认知。

下面将分录上篇、中篇、下篇，并作粗浅注释和悟修启导。

上篇

观天之道，执天之行，尽矣。

天有五贼，见之者昌。五贼在心，施行于天，宇宙在乎手，万化生乎身。天性，人也；人心，机也。立天之道，以定人也。

天发杀机，移星易宿。地发杀机，龙蛇起陆。人发杀机，天地反覆。天人合发，万化定基。

性有巧拙，可以伏藏。九窍之邪，在乎三要，可以动静。火生于木，祸发必克。奸生于国，时动必溃。知之修炼，谓之圣人。

[解读] 虚静地观察、冥感大自然的客观运化规律，主观能动地执行、运化其客观发展规律，就是尽善尽美的修身养性之道。

大自然有金、木、水、火、土五类物质（五贼的"贼"，是贼害、克制的意思，这是事物运化的重要原理，如金克木可成器物，木克土可木茂山青，水克火可心肾相交），明察其克制、逆反规律者，就能昌盛荣光、健康长寿。所谓"顺则凡，逆则仙"，就是这个道理。五贼、五行的运化，以心意为主，修炼者要经常调理自己的心意，使之和谐相生。如将喜、怒、哀、乐、欲五情，转化为仁、义、礼、智、信五德，然后施行于天下、社会、群族、家庭。如此，宇宙虽大，完全在我手掌之中；万物发展变化，皆萌生于自我的修身。实现"天赋之性"，则为人；人心如何，则是其中的机要、关键。始终依循宁静、虚净、运化不已的天道，就能正定、净化自己，而进入良好的心性修养境界。

苍天暴发杀戮的念头，天上的星宿都会移动其位置；大地暴发杀戮的念头，龙蛇都会在陆地上奔跑；人们萌发谋害的念头，体内的天地、上下就会颠倒反覆而不安。所以，修炼者应特别注意，自身气机、气血的生杀、补泄，应与大自然生杀、萌灭的规律（如春夏生长、秋冬肃杀的规律）相协调，才能为一切事物的变化发展奠定基础。

心性有灵巧、笨拙之别：秉持虚空、清新之气，则灵巧；秉持实惠、贪浊之气，则笨拙。故修炼者应常修持虚静，返回先天自然纯洁之境界，而灵巧，如此则灵智，而后天一切不良习惯，即可泯灭、"伏藏"。眼、耳、鼻、口及前后阴九窍充满贪婪邪气，尤其是眼、耳、口三窍的贪婪，危害更大。耳贪邪门歪道则伤肾精，目贪艳丽美色则伤心神，口言是非长短则伤肺气，如此则"精气神"俱伤。善于修身养性的人，视客观情况而适宜动静，则外邪不能伤，精气神俱旺。修炼者应把握五行相生相克的关系，善加运用，以降伏五行、五贼。例如木能生火，火烈则会将木焚毁。邪念妄动，身体必然受损（原文的"奸"可比喻为邪念，"国"可比喻为身体）。深知修炼的人，不为九窍所惑，注意虚净身心，这样的人才可称为修养高尚的人。

[悟修]"阴符经"三字，顾名思义，是超越常规，对阳动、攀比、上扬、顺境、幸运等状态和境界作逆向思维的养生大道。它为我们修炼、处事，把握"天人合发"之主客观效应，提供了超越常规、常理、常态的论述。

首句"观天之道，执天之行，尽矣"，为全文的中心思想。句中的"观"、"执"，不能局限于字面去理解，而应在修炼、功态、生活中领悟，意思是说：无念无为地去观察、感悟，虚净纯洁地面对人生，如此才能达到"尽矣"的完美境界。

总的来说，上篇集中阐述了天道、人道的相生相克关系。具体可从三个方面进行阐释。

其一，"天有五贼，见之者昌"。

这是说，自然界中有金、木、水、火、土之五行，在其相生关系中，也有相克关系。如果运用得好，即有益于天人共生、共荣；如果违反了正常的生克关系，就会成为五贼（五者互相贼害）。因此，我们应善于利用其生克关系，避免其贼害关系，如金本克木，木却因之而成为器用；木本克土，土却因之而成为名山胜景；土本克水，水却因之而成为名潭水泽……就养生而言，肾水克心火；水火相交，心肾得到和谐调济，则元精、元神同时得到滋养，而精神旺盛。

其二，"天人合发，万化定基"。

这是说，人的生杀意识、行为，应与天道（大自然的规律）相符合，这样才能为万物的变化奠定扎实的基础。宇宙、社会、生命现象的变化是复杂的，有时甚至是怪异、反常的，例如"天发杀机"，星宿移位；"地发杀机"，龙蛇野兽乱跑；"人发杀机"，自身体内的小天地就会颠倒反覆，气血乱溢，而病邪缠身。如果我们善于修持、运化，则将天人合发，为生命的和谐奠定根基。

其三，"九窍之邪，在乎三要，可以动静"。

这是说，人们的不端正的邪念、邪气，主要通过人体九窍形成。眼、耳、鼻、口上七窍的贪色、妄听、嗜臭、多言、厚味及下二窍之阴阳两虚等，均能令人之阴阳五行生克关系失调。故修炼者，应闭目、塞耳、钳口，置虚无恍惚之中，以宁心养性；从而使"精气神"三品养生大药，凝聚不散。九窍动静以时，虚净始终，如此则外诱不得而入，一切邪念、邪气自然消灭！

中篇

　　天生天杀，道之理也。天地，万物之盗；万物，人之盗；人，万物之盗。三盗既宜，三才既安。故曰：食其时，百骸理；动其机，万化安。人知其神之神，不知不神之所以神也。

　　日月有数，大小有定。圣功生焉，神明出焉。其盗机也，天下莫能见，莫能知。君子得之周躬，小人得之轻命。

[解读] 自然界既能生养万物，也能毁灭万物，这是自然界

客观运化的规律。天地通过生育万物，也通过消亡万物以运化，如春夏之草木生长，秋冬之枯萎肃杀；万物生育人，也戕害人，如饮食之于人有利有弊；人使万物生长、茂盛，也破坏、毁灭万物，如人对自然环境的破坏。天、地、人三者必须生杀得当，才能相安、相生、相利。所以说：吃得恰逢其时，身心便能得到调理；应机而动，则万物生化安泰。

人们只知道识神（常指意识、意念，修炼中多指后天意识之神）的神妙，却不知道元神（修炼中，多指脑中无念或虚无中之正念、真意，为先天意识之神）的神明通达。

日月运行有一定的常规，其大小有别，功能神圣、无限，神明超常。它们相互对立、依存、运化的规律，一般人都不能察觉知晓。有修养的人知晓此理，能强固身心；而不重视修养的小人妄用此理，则有可能因此丧命。

悟修：本篇主要论述了天盗、物盗、人盗之间的关系；修炼者应修其"不神"、"圣功"、"神明"，而成为人中的"君子"。具体来说需要注意以下几个方面：

其一，"三盗既宜，三才既安"。

这句话的意思是，"天盗、物盗、人盗"之间的关系处理得当，那么"精、气、神"才能安定、旺盛。自然界既生养万物，又毁灭万物，这是大道运行的必然规律。万物养育人们，也盗害人们；人养育万物，也盗取万物以自肥。修持者应注意饮食得当，随机而动，这样才能使自己的"精、气、神"旺盛，使万事万物和顺、安泰。

其二，要善于修持"不神之神"。

我们应注意识神与元神的区别：识神指人的思想意识，为后天之意念、知识；元神指先天神智、本原智慧，神明、神通之智慧。元神通常在虚无功态中修持、滋生，它与元精、元气互生互动，可使"精、气、神"俱旺！

其三，关注日月的变化而修其"圣功"、"神明"。

这是修炼的至高境界：虚明有其"圣功"，虚净有其"神明"（无所不知，如神之明）。那么如何臻至此境界呢？可根据季节的变化和时辰，把握时机，坚持不懈地进行锻炼（虚无、虚净锻炼），总有一天会得其"圣功"，得其"神明"。

下篇

瞽者善听，聋者善视。绝利一源，用师十倍。三返昼夜，用师万倍。

心生于物，死于物，机在目。天之无恩，而大恩生。迅雷烈风，莫不蠢然。至乐性余，至静性廉。天之至私，用之至公。禽之，制在气。生者死之根，死者生之根。恩生于害，害生于恩。

愚人以天地文理圣，我以时物文理哲。人以愚虞圣，我以不愚虞圣。人以奇期圣，我以不奇期圣。故曰：沉水入火，自取灭亡。

自然之道静，故天地万物生。天地之道浸，故阴阳胜。阴阳相推，而变化顺矣。是故圣人知自然之道不可违，因而制之。至静之道，律历所不能契。爰有奇器，是生万象。八卦甲子，神机鬼藏。阴阳相胜之术，昭昭乎进乎象矣。

[解读] 我们应善于正视并利用自己的优缺点，如眼盲者，

可使自己善于聆听；耳聋者，可使自己善于远视。修炼者，倘若能断绝贪听贪视之欲利源头，返观内照，入静还虚，即可收到类似增加十倍兵力的功效；如果不分昼夜地反思，持之以恒地还虚内守，其功效则等于增加万倍的兵力。

思想意识的萌生，源于周围的事物，又消亡于周围的事物；其生死之机，而在眼睛。所以，练功者应闭目入静，以利与太虚同体。天对万物的生长，未尝有意加恩，但万物却依循其运动规律而生长，这是无恩之"大恩"。即使有迅雷、烈风，万物也能"蠢然"地生长（顺其自然而生长）。练功者应效法天地、万物，精神上保持"至乐"（愉悦、舒畅、无忧），心性就会宽容；思想上保持"至静"（虚无、清静），无贪无求，品性就会廉洁。天按照自身的规律而运作，看来是"自私"的；但它孕育万物生长，其实是最公正的。掌握它，关键在于把握它的气机。死亡是生长的归宿，死亡又是生发的根源。恩滋生于害，害亦滋长于恩。

"天地文理"与"时物文理"是两个对比概念：前者指天地运行规律，如四时变化、日月明暗等，有形有象因而易知，愚人以为掌握了这些易知事理，就是圣哲；后者则指变化莫测的时事文物，如事物内在发展之探求，生命力旺盛之把握，无形无象而难知，能预感、预知这些，才是真正的"圣哲"。一般人以愚昧为圣哲，"我"以不愚昧为圣哲；一般人以离奇期望圣哲，"我"不以离奇期望圣哲。愚人常纵欲自肥，如饮食不节、生活无度，不懂养生修炼，犹如沉于水坑、火坑而不醒悟，真是自取灭亡。

天地万物在不断变化，然而"静"却是根基，天地万物由此而生。天地万物生长之道逐渐萌生，阴阳动静之道就随之胜出了。阴极阳生，静极而动，就是阴阳、动静相转化和推演的规律。所以修炼者，去掉主观意识，深究自然之道，而客观地调制它。无形无为、至微至精、至虚至净的"至静"之"道"（运化规律），不是历法推算所能知晓的。于是我们有了智慧"奇器"，去感知万象的变化。如利用八卦、干支就可神机妙算；善于利用阴阳生克的技巧，人们就可清楚明晰地知道宇宙万象的演化状态、规律。

[悟修] 本篇的主要议题是如何昭然明晰地把握宇宙万物的莫测变化，即去利、去恩、去愚，至静以清晰地把握万物的变化。具体来说可以从以下四方面去把握：

其一，"绝利一源，用师十倍；三返昼夜，用师万倍"。

这是说，能断绝耳目等贪听贪色的利诱这一源头，再三返思，不分昼夜地入静还虚、内守，培养真气、肾气，锻炼功效将成倍增加。

其二，"心生于物，死于物，机在目"。

这是说，人的思想意识产生于物质，根源于物质，同时也消亡于物质；而这种生死运化的机要，则在于人们的眼睛，因此应该加强对眼睛的锻炼（如闭目远视、内照，可清静心神、大脑）。

大自然对万物的生长，是不讲恩泽的（"天之无恩"），然而它却令万物得到"大恩"，生长成熟（"而大恩生"）。这启示修炼者，应修持其"心性"：心意舒展，则性格宽容、豪放；心神宁静，则品性纯洁、清廉（"至乐性余，至静性廉"）。如此，即可自然无为地应对一切变异：气机盛衰，生死荣辱，思害利弊等变异。

其三，明晰"天地文理"与"时物文理"之"圣、哲"意义及修持意义。

这两个概念,主要说明了"愚人"和"哲人"的两种对立思想,他们对宇宙事物的认识截然不同:前者以"自我有为的思想意识",来剖析天地万物之有形有象的文物事理及其变化规律,并自诩为"圣";后者以"虚我无为之悟性、智慧",来感知时事文物之无形无象、内在隐晦之哲理及其变化规律。

一般而言,天下之人常以"圣"为愚,有修养的人则不以"圣"为愚;一般的人常以主观、离奇的探求为"圣",而有修养的人,常以不主观、不离奇、恬淡虚无的感悟为"圣"。修炼者可以此作为准则。

其四,"自然之道静,故天地万物生"。

这是《阴符经》全文的总结语,可作为修炼者的健身座右铭。这句话是说,自然的运化规律是"静":虚静安闲,无形无言,静极而动,无为而无不为,天地万物由此产生。修炼者的锻炼亦应如此:冥想大自然如此虚静……如此无形无象(忘掉冥想)……静极而动(无中生有,一阳来复)……幻象由之丛生(顺其自然,切忌执意追求)。

自然之道静,静极而动,至阴而至阳,于是阴阳相胜、相推、相生、相克不已,天下万物由此生成、发展。

中华养生文化是一种智慧文化,对于"自然之道静"、"天地万物动静生杀现象"等,早有"奇器"和"相胜术"予以揭示,以预知万物萌生及其千姿百态的繁殖状态。"奇器"是什么呢?是八卦,是甲子。如八卦这一奇器,可诱人感悟"天行健,君子以自强不息","无思也,无为也,感而遂通天下之故","知几其神乎"。至于天干地支(如甲子)的相配,其运化则影响到练功的效果。这种"奇器"的功效,甚是神妙。如再熟悉阴阳动静生克之道，令其协合、相胜，人即可清晰把握宇宙万物及其演化规律。

《行气玉佩铭》养生论述悟修

《行气玉佩铭》，即铭刻于随身佩带的玉器饰品上用以指导吐纳行气的铭文。此铭文为中国历史上最早、最完整的具体论述气功行气的珍贵资料，为后人们行气健身的重要指导。铭文原系大篆撰刻，学者们多有不同释文。现谨根据郭沫若先生的释文，摘录于此：

行气，深则蓄，蓄则伸，伸则下，下则定，定则固，固则萌，萌则长，长则退，退则天。天几舂在上，地几舂在下。顺则生，逆则死。

［解读］运行体内内气，须令意气不断加深，以积蓄内气；内气积蓄以后，就会自然伸延，伸延到下腹部；在此，当内守、内照几许，意气则逐渐充沛、巩固；内气充沛、巩固之后，则会更加萌生，并因而逐渐上升；内气上升之后，就会退回，逐渐回到顶天。顶天的基本部位是头部，地下的基本部位是腹部（或足下涌泉穴）。顺应这个原则就能长生，违背这个原则就会丧命。

［悟修］这段文字，大致可以从四层意思来理解：

其一，要行气养生，首当修炼、积蓄下腹部（下丹田）之内气，并逐步内守、修定，以令内气充沛。即原文所说的"深则蓄，蓄则伸，伸则下，下则定"。

其二，令内气稳定、充沛，萌生不已。即原文所说"定则固，固则萌，萌则长"。

其三，令内气荡漾、退行、上行。即原文所说"长则退，退则天"。

其四，内气充沛，沿督脉上行：下丹田→沿督脉上行（至百会）→沿任脉下行（返复下丹田），称为小周天；继续沿足下、涌泉→头部、足下行气，称为大周天。如原文所说"天其本在上，地其本在下"。

"行气"，是智慧养生中一个不可或缺的修炼课题。实修中望注意下述几点：

其一，行气中，调气要充实、充沛（参看上篇所讲胎息）；注意观想，修定（如佛家之冥想、禅定，道家之调神、调气、调精）。

其二，令气萌生，循环运行不止，则气血畅通，健康且百病不染。

其三，对气血运行路线，我们上面说得比较具体，但不可执著。"凡所有相，皆属虚妄"，"应无所住而生其心"，锻炼的终极效果应该是"天上地下"，"浑然一气"，也就是我们所说的虚净人生、智慧人生、幸福人生。

[结论]"顺则生，逆则死"，即顺着此种行气原理、方法去修炼，则可健康长生；逆反此行气原理、方法去修炼，则一定衰败、夭折。

古代逸兴诗词养生论述悟修

中华民族从其情操气宇、心性颐养而言，是一个诗歌民族。

自《诗经》、《楚辞》以下，李白、杜甫等伟大诗人熏陶了多少仁人志士、英雄豪杰。"与天地兮同寿，与日月兮齐光。"（《楚辞·涉江》）"风声、雨声、读书声，声声入耳；家事、国事、天下事,事事关心。"（明·顾宪成《题东林书院》）"天苍苍,野茫茫,风吹草低见牛羊。"（《乐府诗集·敕勒歌》）……令人意气风发的诗篇不胜枚举。

养生的方法应是灵活多样的。诗词正是一种"超然功态"的修持。不懂功法的人，不论男女老少，都可以背诵几首"情景幽微，意味无穷"的诗词，并闭目、虚静地置身心于诗境之中进行体味，感悟，与其融为一体……如此陶冶下去，都可以收到益性强身的效应！

人们都知道中华诗词是高雅文化。《尚书·舜典》中云："诗言志。"人们通过诗词示其志，放其情，触其景，感其事……从而达到濡染、悟修的境界。

至于濡染、悟修的方法，据笔者体会，包含以下几个过程：1. 背诵；2. 透彻地消化诗词的意涵；3. 闭目，虚静地置身心于诗词所描绘的超然境界；4. 忘掉其冥想境界，脑中虚空无物……持续下去，即可能进入"惚兮恍兮，其中有象；恍兮惚兮，其中有物"之空灵妙境；5. 至清爽、舒心而收功。

为了便于悟修，我们将诗词分为几种类型加以说明。

言志诗词的修持

"天生我材必有用"，"俱往矣，数风流人物，还看今朝"，这种高远、超然的志节，是中华诗词中自然又必然的境界。智慧养生者理应在这种境界中，汲取其志节，而"会当凌绝顶，一览众山小"。

下面我们就从众多言志诗词中撷取两首,加以解读和悟修。

例一,

杜甫《旅夜书怀》

细草微风岸,危樯独夜舟。
星垂平野阔,月涌大江流。
名岂文章著,官应老病休。
飘飘何所似?天地一沙鸥。

[解读] 微风吹拂着岸边的细草,桅杆高耸的小舟停靠在静夜的江边。天际的星星,垂向空旷的平野;山中的明月,涌出于奔流不息的大江。我的名声,岂是因为文章显著?罢官解职,老病缠身,我将漂泊向何方?恰似天地间那自由翔游的沙鸥。

[说明] 杜甫于代宗永泰元年(765年)元月,辞去严武幕府职务。四月严武卒,杜甫于五月携领家人,离开成都乘船南下,在途中写了此诗。前四句写景,夜色寂静而壮阔:细草、微风、危杆、小舟;星星、平野、江流、明月;其意境孤、寂、壮、阔。后四句感伤年老多病,无依飘零,"天地一沙鸥"而已。

[悟修] 咽津,闭目,冥想杜甫的志节、诗风。默诵全诗,一边默诵,一边进入诗的境界。继而忘掉一切,逐渐进入虚无境界……与虚无同体,与虚无同寿,与虚无同智!最后在恍惚、虚净、舒爽之中,暗示"我收功了",拍打全身后收功。

例二,

骆宾王《在狱咏蝉》

西陆蝉声唱,南冠客思深。

不堪玄鬓影，来对白头吟。

露重飞难进，风多响易沉。

无人信高洁，谁为表予心。

[解读] 秋天里蝉声鸣唱（西陆：指秋天），诗人被囚他乡（南冠：泛指囚徒），因之思乡情深。怎堪那蝉的黑影（玄鬓：蝉的黑色翅膀），来对我白发人吟咏。霜露重，蝉身难以飞翔；大风起，蝉声易被沉没。无人相信蝉的高洁，谁能为我表白一片冰心。

[说明] 骆宾王，初唐四杰之一。高宗末年为长安主簿（主管文书），以言得罪，贬为临海丞（辅佐官员）。后随徐敬业起兵，反对武则天，兵败后下落不明，或说被杀，或说为僧。其诗文辞藻华丽、严谨，《帝京篇》更被称为绝唱。

这首诗作于唐高宗仪凤三年（678年），因上书得罪于武后，被诬陷贪赃入狱。诗的前半部，以蝉鸣来抒发世运不佳，受冤被囚的悲愤；后半部则表现了"高洁"、"冰心"的隐忍气概！据传，武则天读其"讨武檄文"后，曾叹曰："宰相因何失此之人！"

[悟修] 咽津，闭目，于宁静中冥想诗人的志节、诗风。默诵全诗，再恍惚冥想其诗意：秋天、蝉鸣、树梢、家乡、父老、乡亲……蝉飞、浓露、沉鸣、高洁、冰心……继而逐步忘掉一切，进入虚无境界。最后于恍惚虚无、舒爽虚净之中，逐渐收功。

咏景、感怀诗词的修持

"黄河之水天上来，奔流到海不复回。"人生际遇莫测，事物景象万千，先贤们常歌之、咏之、舞之、蹈之，令后人感奋不已,鞭策不已。下面我们就选取三首加以解读和悟修。

例一,

杜牧《秋夕》

银烛秋光冷画屏,轻罗小扇扑流萤。

天阶夜色凉如水,坐看牵牛织女星。

[解读] 微弱的银烛光,映出了画屏的清冷。拿着轻巧的罗缎小扇,扑打着闪光的流萤。秋夜的天空,夜色清凉如水。久久地痴望着,那牵牛星和织女星。

[说明] 杜牧,唐代文学家、诗人,以济世之才而自称。其写景抒情诗,多清新生动。本诗写景抒情细腻入微,俨然一幅色彩鲜明的写生画:秋夜里,烛光下,流萤闪,小扇扑;特别是"夜色凉如水",仍然"坐看"那牵牛星、织女星,更是情意绵绵,意味深远!请读者细细品读。

[悟修] 咽津,闭目,虚静,冥想诗人的品格、诗风。默想全诗,然后恍惚缥缈地进入其诗境,体会其诗意:银烛光、冷画屏、小罗扇、扑流萤……天空、秋夜、清冷……痴望牵牛星、织女星……慢慢地忘掉一切,进入虚无境界,再进一步体会"无中生有","自然玄会"(自然玄妙、会聚而来),奥妙无穷……最后于虚无、恍惚、舒爽、净心中,逐步收功。

例二,

王维《鹿柴》

空山不见人,但闻人语响。

返影入深林,复照青苔上。

[解读] 空野的深山，看不到一个行人。悠远处，隐隐约约传来人语声，此外寂静无声。斜阳返照着幽深的树林，一片朦胧迷人的黄昏景色。那些青苔上面，也笼罩着斜阳余晖。

[说明] 鹿柴，系王维在蓝田辋川的别墅，王维中年时在此过着亦官亦隐的优游生活。王维写有《辋川集》组诗二十首，此为其一。这首诗，以夕阳落照和远处人语来衬托深山的空、幽、深、静，意境微妙。短短二十个字，既是一首辞藻清秀、意蕴幽远的诗，又是一幅生动自然、幽妙迷人的画面。

[悟修] 咽津，闭目，虚静，冥想诗人的品格、诗风。默诵全诗，然后恍惚缥缈地进入其诗境：空山、人语、不见人影……斜阳、深林、黄昏、青苔、余晖……逐步忘掉一切，进入无极、无为、"子虚乌有"、"玄之又玄"的境界。最后于无极、无为、舒爽、清静中，慢慢收功。

例三，

马致远《折桂令·叹世》

咸阳百二山河，两字功名，几阵干戈？

项废东吴，刘兴西蜀，梦说南柯。

韩信功兀的般证果，蒯通言那里是风魔？

成也萧何，败也萧何，醉了由他！

[解读] 咸阳地势险固，十分利于攻守。"功名"两字，引发无数争战。项羽败死于东吴的乌江；汉高祖刘邦据有西蜀之地，统一了天下；刘项相争，楚汉兴亡，无异于南柯一梦。

韩信当年功高，却最终遭受算计而被杀害；蒯通当时劝言，哪里真是疯癫？成败都是因为萧何，醉了一切都由他去吧。

[说明] 马致远，元代戏曲家、作曲家，其词曲豪放有力，内容多愤激，但也有向往仙道的避世情趣。这首曲，借古自白、自感、自醉、自在，有景、有人、有事，情怀自然而悲切，含蓄而励进。"醉了由他"一句，尤值得虚净咀味，"醉悟"！

[悟修] 咽津，闭目，虚静，冥想诗人的品格、诗风。默诵全曲词，然后恍兮惚兮地进入其意境：咸阳地势险峻、功名、干戈……项羽、乌江、刘邦、西蜀、咸阳、天下……韩信、未央宫、蒯通、谏言……世态、成也萧何、败也萧何……由他去，吟歌一曲，我自天上人间……继而逐步忘掉一切，进入无思、无为、恬淡虚无、自在自若的虚净境界。最后于自在自若、清静、舒爽中，慢慢收功。

调息、内炼诗词的修持

调息常指通过入静，缓慢均匀地调理呼吸至至细、至微、若有若无的状态；道家、佛家、医家都主张调理呼吸，以实现内修、内炼的功效。如胎息、闭息、内息，止观、禅定、六妙法门，宝瓶气、呼吸精气、独立守神等，都属于调理呼吸。我们既可将之视为一种修持方法和过程，也可视为通过修炼获得的效应，如儒家之所谓"太极"，道家之所谓"内丹"，佛家之所谓"舍利"，医家之所谓"真气"，等等。

下面，我们引录几首诗词，一起去体悟其"天上人间，虚阔自然，熏我身心，爽我精神"的诗情、诗景、诗意、诗趣。

例一，

屈原《远游》

道可受兮不可传，其小无内兮其大无垠。

> 毋滑而魂兮彼将自然，一气孔神兮于中夜存。
> 虚以待之兮无为之先，庶类以成兮此德之门。

[解读] 大道可以感受，但不可言传。它可以小到虚无无物；也可以大到无边无际。不要有意识地游动、搅乱你的魂魄和心灵，它喜欢虚净、自然。微弱的"调息一气"很神奇，常于夜中子时出现。虚静地等待吧，不要抢先、着急。万事万物都可以如此地取得成就，这就是得道的门径。

[说明]《远游》似属"神游"、"游仙"之作，而其意旨却在"内修"、"内炼"。有人说，屈原"内修"、"内炼"的方法上承王乔（据传为周灵王太子晋，幼时即好修炼，曾在嵩山修道，道教称他为"右弼真人"），下启魏伯阳《周易参同契》之内丹功法。

原诗中，有几个词句，尚需了解一下：

道：修炼大道。

一气孔神："一气"，指先天气；"孔神"，很神奇；孔，很的意思。

庶类：众多事物，即万事万物。

[悟修] 这首诗描绘了"内修"、"内炼"的修持要领，即重在自练、自感、自悟、自修，因为它"不可传"。修持方法则是自然静候，而使大小宇宙合一，"其小无内兮其大无垠"，"毋滑而魂兮彼将自然"，通过修炼达到"一气孔神兮于中夜存"的境界。"中夜"指"子时"，这时先天气、肾间动气易发生，于精气之旺盛、充盈十分有益。诗人认为，如此"自然静候"、"中夜修炼"，是内功修持的门径和关键："庶类以成兮此德之门"。

例二,

智凯《调息偈》

进止有次第,粗细不相违。

譬如善调马,欲去而欲住。

[解读] 调息有远息、止息等,它有一定修炼次序,应该逐步递进,不可颠倒。吐纳调息要注意调粗就细:隐隐约约,虚无妙有;不可妄心违背。就好比细心调驯好的骏马,奔驰中,欲停就停,欲驰就驰。

[说明] 智凯(yǐ),隋代僧人,佛教天台宗四祖,实为创始人,世称"智者大师"。著作很多,其中《修习止观坐禅法要》、《摩诃止观》专门讲述佛家禅定止观的大法要旨。他在《修习止观坐禅法要·调和第四》中说:"善调五事,必使和适,则三昧易生;有所不调,多诸妨难,善根难发。"这"五事"即调食、调睡、调身、调心、调息。特别是调息,要求达到"息调心定"的境界。他说:"不声、不结、不粗,出入绵绵,若存若亡,资神安隐,情抱悦豫,此是息相也。"

在《六妙法门》一书中,智凯则谈到修持有一定的"进止次第":"六妙门者,盖是内行(内气修炼)之根本,三乘(佛教谓引导众生达到解脱的三种方法、途径:声闻、缘觉、菩萨。声闻乘是"小根器"人求证"阿罗汉果"的方法;缘觉乘是"中根器"人求证"辟支佛果"的方法;菩萨乘是"大根器"人求证佛果的方法)得道之要径。故释迦初诣道树,跏趺坐草,内思安般:一数,二随,三止,四观,五还,六净。因此万行开发,降魔成道。"

六妙法门，基本修炼姿势是静坐（跏趺坐），它的六种修炼步骤是：

1. 数：即数息，把意念放在呼吸上，从一数至十，反复进行，以令心神安定、入禅；

2. 随：即随息，不再数息，意念随意生灭，意境逐渐恬然宁静；

3. 止：即止息，宁静入定，安神于静寂、冥渺之中；

4. 观：即返观，内照人体，遥视茫茫宇宙，天人圆融；

5. 还：即返还无色界，心慧顿悟"天外有天"，大智慧涌现；

6. 净：即洁净空明，明心见性，人体小宇宙与大宇宙完全融为一体，达到智慧般若境界。

[悟修] 联系前述"调息静坐"进行体悟、体修。

例三，

常建《题破山寺后禅院》

清晨入古寺，初日照高林。
曲径通幽处，禅房花木深。
山光悦鸟性，潭影空人心。
万籁此俱寂，惟闻钟磬音。

[解读] 清晨，走进古老的禅寺，旭日东升，照耀着高峻的山林。小径弯弯曲曲，通向幽径深处，禅房隐匿在花木丛中。山色优美，是小鸟喜悦的地方；潭影悠悠，能虚净世俗尘心。万物寂静极了，只听见钟磬声，回荡在山林中。

[说明] 常建，唐代诗人，开元进士，与王昌龄同榜齐名。其诗常以山林、寺观为题材。本诗空灵、幽静、清雅，自然而

然地透出"参禅"的意趣和意境：山、林、水、径、鸟、钟、寺、人等的描写都突出了一个"静"字，禅意幽深，空灵净化人心！据传欧阳修尤其称赞其中一联："曲径通幽处，禅房花木深。"

诗中几个词语，尚需了解一下：

破山寺：即兴福寺，在今江苏常熟市虞山之北。

空人心：空虚人心，净化人心。

万籁：自然界发出的种种细微声响。

[悟修] 禅坐（跏趺坐），默想全诗；冥想前半部所写禅寺、山林的幽静画面——禅寺幽景……我在其中；再冥想后半部所写的动静之间的空灵禅意……我融其中。忘掉一切：禅景、禅意……万籁俱寂，潭影空人心……逐步入空、入定……般若智慧顿见……慢慢咽津、收功。

例四，

李道纯《中和集·三息歌》

谛观三教圣人书，息之一字最简直。

若于息上做工夫，为佛为仙不劳力。

息缘达本禅之机，息心明理儒之极。

息气凝神道之玄，三息相须无不克。

[解读] 仔细地阅读三教圣人的书，"息"字一项功夫最为简要、直接。只要在"息"上下工夫，成佛成仙就不用劳神、思量了。息绝万缘干扰，可悟佛之机要、本性；息绝万念干扰，能晓儒之极理、根性。调气凝神是修炼奥妙之所在；三息配合修炼，无不成效超常。

[说明] 李道纯，元代道家北宗传人，籍贯都梁（今湖南武

冈县）。他说儒释道修法相通：道家之"内丹"、儒家之"太极"、佛家之"圆觉"，是"体同名异，只是本来一虚灵而已"。他主张性命双修和先性后命："先持戒定慧而虚其心，后炼精气神而保其命。"并主张以虚静为修炼之最高境界："三教所尚者，静也"；"三教单传一个虚"。本歌词中即逐层描绘了这个道理、意境、修炼过程：

1. 三教之义理、之修悟，就是一个"息"字。"大道至简"，一个"息"（调息），即能把握"三教"、"百家"修持之真谛；

2. "息"的总括意义重大：下工夫修"息"，即可方便地"成佛成仙"；

3. "息"的实地修持效用：可直入"禅机"（禅修玄机）、"儒理"（诗书道理）；

4. "息"的修炼总纲、境界："息气凝神"（心神宁静地调息），"三息相须"（三息配合修持，即调神、调气、调形配合修持），即可达到超常效应（"无不克"效应）！

例五，

释迦牟尼《付法偈》

法本法无法，无法法亦法。

今付无法时，法法何曾法？

[解读] 禅法原本无什么法式、法则（调理妄念、烦恼，至虚空无相；但亦不能顽空，亦不可执著什么方法），无一定法式、法则的法，就是大觉、大智、大法（"无法"之中，将得证悟，出现大觉悟、般若大智、涅槃大智）。今天传授无法式、无法则之法时，自然菩提心大增，般若智慧大增（在生活实际中，自

然烦恼解脱,"贪、瞋、痴"俱灭);传法、说法在哪里呢?唯有自悟于默然、虚净、空明之心(不立文字,以心传心,自觉于虚净空明之心法中)。

[说明] 吴信如在《佛教名宗大义》中说:"我看这个付法偈,可以作为我们参禅的一个座右铭;本来参禅没有什么座右铭的,但是我们知见多了,既然知见多了,那就利用知见这个烦恼,功德一下,你不妨以付法偈作为话头参一参。"

[悟修] 这个"付法偈"既可作为参禅的一个座右铭,也可作为我们日常生活工作中、健康长寿锻炼中的一个座右铭。

首句偈开宗明义地指点了修持、参禅的基本方法是"法本法无法"。句中"法无法"三字非常要害,可在生活中、工作中、修持中随机地体悟、体修,即可臻至虚无空明妙境,而调理一切妄念、烦恼。

二句偈讲"无法法亦法":此句含意奥妙,当在修持中、参禅中直观体悟。

三句偈讲"今付无法时":表明释迦佛传授"无法时"的虔诚训诫;领会"无法时",即能顿悟智慧船若、涅槃般若!

尾句偈总括全偈修持、参禅大义"法法何曾法":句中"何曾法"三字,意味深邃、无穷。"与汝说者,即非密也。汝若返照,密在汝边。"(《坛经·行由品第一》)——"我能给你说出来的法,就不是法的内涵、奥秘。你如能反身自照,其内涵、奥秘就出现在你身边!"

例六,

陈抟《指玄篇·逍遥诗》

若得心空苦便无,有何生死有何拘?

一朝脱下胎用袄，做个逍遥大丈夫。

[解读]若修得心神空虚、纯净，人生苦海也就无影无踪了，还有什么生生死死的拘束？一旦脱掉胎体胎壳，即能脱胎换骨，做一个逍遥自在、解脱苦难的大丈夫。

[说明]陈抟，五代宋初哲学家、道学家、内丹修炼家，亳州真源人（今河南鹿邑）。举进士不第，隐居武当山，后移居华山，修道养生，尤以擅长睡功而扬名四海。著述颇丰，其中《无极图》、《指玄篇》、《二十四式坐功图》等，被后代养生者誉为"长生秘诀功法"。

本诗对养生修炼描写得十分精要简明，意境超然：

1."心空"：为内炼、超脱人生苦难与生死之根本修炼、整体修炼；

2.善于"脱下胎用袄"：善于排除一切胎气、稚气、世俗气等躯壳；

3.善于做个"逍遥大丈夫"：做一个善于苦痛自反、理想自命、智慧自在的逍遥大丈夫！

责任编辑：陈　曦
装帧设计：郝文耀

图书在版编目（CIP）数据

动静之间：优元谈中华智慧养生/文尔邻著．—深圳：深圳报业集团出版社，2011.1
ISBN 978-7-80709-352-7
Ⅰ.①动… Ⅱ.①文… Ⅲ.①养生（中医）－基本知识 Ⅳ.① R212
中国版本图书馆 CIP 数据核字（2010）第 231170 号

动静之间：优元谈中华智慧养生

文尔邻　著

深圳报业集团出版社出版发行
（518009　深圳市深南大道 6008 号）
三河市华晨印务有限公司印制　新华书店经销
2011 年 1 月第 1 版　2011 年 1 月第 1 次印刷
开本：787mm×1092mm　1/16
印张：17.25　　　字数：113 千字
ISBN 978-7-80709-352-7　定价：38.00 元

深报版图书版权所有，侵权必究。
深报版图书凡是有印装质量问题，请随时向承印厂调换。